Die Zeitmanagerin

ZEIT, FOKUS & KONZENTRATION

Dinge geregelt kriegen
mit smarten Strategien
von Frauen für Frauen

Kollektiv F

1. Auflage
2020

DIE ZEITMANAGERIN

Inhaltsverzeichnis

Vorwort

Liebe Leserin!

Du hast dieses Buch gekauft, weil du dich entschieden hast, an deinem Erfolg zu arbeiten. Sicher hast du bereits ein kostbares Ziel vor Augen. Gehörst du dabei auch zu denen von uns, die ein Zeitmanagement speziell für Frauen suchen. Es gibt nicht viele Erfolgsbücher für Frauen. Das liegt an alten Rollenbildern, die noch immer vorherrschen. Dabei sind Erfolgsstrategien für Frauen besonders wichtig. Sie leben meist ein anderes Leben als Männer. Zeitmanagement heißt für sie häufig „Zeitmanagement für Mütter“ oder auch „Zeitmanagement für Familien“.

Erfolgreiche Frauen kennen die Life Hacks für Frauen, die dazu führen, dass auch frau ihre Ziele erreicht. Die meisten müssen dafür zuerst Disziplin lernen und sich daran gewöhnen, an ihren eigenen Erfolg zu glauben.

Themen wie Resilienz und Konzentration kommen damit auf den Plan. Das bedeutet, die Frau wendet sich ihrer eigenen Person zu. Gerade für Mütter stehen oft andere im Fokus, sie selbst steht in der Gefahr, vergessen zu werden. Mit diesem Buch hast du die Chance in den Händen, Selbstdisziplin zu gewinnen und Resilienz zu erlernen. Es fordert viel von dir. Wenn du es durchgearbeitet hast, wirst du erkennen, dass dieses Buch ein echter Freund ist. Er stärkt dich auf dem Weg zum Erfolg und hilft dir, die notwendige Motivation zu gewinnen, um ein Gleichgewicht zwischen beruflichem Erfolg und privatem Glück zu finden.

Teil 1

Die Zeit – der Stoff, aus dem das Leben ist

Was ist eigentlich Zeit? Zeit kann nicht die Bewegung des Zeigers auf dem Ziffernblatt einer Uhr sein. Denn diese Bewegung nimmt uns nichts weg, die Zeiger beginnen nach jeder vollen Stunde eine neue Runde. Zeit fehlt an allen Ecken und Enden. Wir merken es daran, dass wir mehr vorhaben, als wir am Ende schaffen konnten. Dabei spielt es keine Rolle, ob es um das private oder das berufliche Leben geht. Zeit scheint immer zu fehlen. Zeit ist demnach der Raum, der uns zur Verfügung steht, um unsere eigenen Vorstellungen umzusetzen. Wir haben wie alle modernen Menschen gelernt, dass wir uns einfach alles kaufen, was uns fehlt. Zeit ist hier die einzige und gleichzeitig eine tragische Ausnahme. Wir können uns Zeit nicht kaufen, nicht schenken, nicht leihen. Ist die Zeit abgelaufen, ist das Leben zu Ende. Damit erfüllt die Zeit drei Bedingungen, die uns ermutigen sollten, achtsam mit ihr umzugehen.

Sie ist nicht zu erwerben.

Niemand weiß, wie groß sein Zeitkonto ist.

Zeit ist wertvoll.

Achtsamer Umgang mit dem Rohstoff „Zeit"

„Wer viel gewinnen will, muss auf die kleinen Dinge achtsam sein."

- Mary Ward -

Das Fehlen von Zeit kann uns in schiere Verzweiflung stürzen. Es gibt so viele Pflichten und Aufgaben. Die meisten Frauen sind bereit, ihre Pflichten vor ihren eigenen Bedürfnissen zu stellen. Sie agieren nach dem alten Leitsatz „Erst die Arbeit, dann das Vergnügen." Das ist auch nicht falsch. Jedoch funktioniert dieses Motto nur, wenn alle anderen ebenso handeln. Frauen erledigen viel zu viel „zwischendurch" und „mal eben". Frauen mit Familie kennen die Situation sehr gut. „Mama, kannst du mal eben?" „Schatz, weißt du, wo meine Unterlagen sind?" So „mal eben" plötzlich eine halbe Stunde. „Zwischendurch" benötigt zusätzliche 20 Minuten und schon ist fast eine Stunde weg. Oft ist kaum zu erklären, wo sie geblieben ist, trotzdem ist sie verloren. Wenn es dir häufiger so geht, dann solltest du zuerst einmal lernen, nicht immer gleich zu springen, wenn ein anderer dich ruft. Schließlich gilt für jeden anderen auch: „Erst die Arbeit, dann das Vergnügen.“ Sohnemann muss lernen, dass er nicht bis zur letzten Minute am PC hängen kann, wenn er zum Sport will. Auch der Partner sollte begreifen, dass die Partnerin nicht die Privatassistentin ist. Wenn er Fußball schauen will, ist das OK. Wenn er dafür seine Aufgaben vernachlässigt, ist das definitiv sein Problem. Hier gibt es eine einfache Regel, die dabei helfen kann, dich zeitlich zu entlasten. Frage dich: „Wem gehört das Problem?“ Wenn die Antwort lautet, dass jemand anders der Besitzer ist, dann halte dich raus. Es ist nicht deine Angelegenheit. Mit aller Freundlichkeit und lächelnd kannst du darauf hinweisen, dass du gerade selbst beschäftigt bist. Halte fest an deiner Zeit.

Die meisten Frauen stehen regelmäßig unter dem Druck, besondere Leistungen zu vollbringen. Als Mutter darfst du dir im Job keine Schwächen leisten. Im Privatleben soll alles prima laufen, denn schließlich willst du nicht als „karrieregeil“ angesehen werden. Beide Lebensbereiche auszufüllen, ist ein Ding der Unmöglichkeit. Achte darauf, dass du nicht nur Pflichten und Rollen hast. In erster Linie bist du ein Mensch, der glücklich leben will. Wie du dir deine Zeit einteilst, ist daher allein deine Angelegenheit. Erlaube dir, nicht mehr als 100 Prozent zu geben. Mehr hast du nicht und mehr geben Männer auch nicht.

Schutz vor Zeiträubern

„Viele Frauen sind auf ihren guten Ruf bedacht. Die anderen werden glücklich."

- Josephine Baker -

Schon der berühmte Franzose Napoleon wusste, dass die Zeit ein sehr begehrtes Gut ist. Er soll einmal geäußert haben, dass es Diebe gibt, die vollkommen ungestraft das Wertvollste stehlen dürfen, was ein Mensch hat: die Zeit. Zeiträuber lauern überall. Wenn wir sie nicht entdecken, liegt das häufig an fehlender Achtsamkeit. Es kann aber auch andere Ursachen haben, dass wir

Zeit verlieren. Gerade Frauen werden häufig als multikompatibel bezeichnet. Das sind sie nicht. Lass dich nicht durch Schmeicheleien über deine Leistungsstärke ins Bockshorn jagen. Wenn dir jemand bewundernd erzählt, wie schnell du arbeiten kannst, dann nimm das nicht als Lob auf. Denke lieber darüber nach, wie du ein durchschnittliches Tempo erreichen kannst. Lerne NEIN zu sagen! Frauen haben oft nicht nur ihre aktuelle Aufgabe im Kopf. Nebenher denken sie noch an jenes, planen dieses und beachten solches. Das ist nichts anderes als eine Überforderung, die im Mental Load oder Burnout enden kann. Bremse dich aus, denn nur so kannst du bewusst wahrnehmen, wo deine Zeit bleibt und wo sie einfach verschwindet, ohne dass du sie nutzen konntest. Neben fehlender Konzentration und Achtsamkeit gibt es noch die Planungsfehler. In diesem Kapitel soll es aber um die Zeiträuber gehen. Das sind Menschen, Gewohnheiten und Lebensaspekte, die mehr Zeit kosten, als sie wert sind. Diese Zeiträuber lassen sich in drei Gruppen unterteilen.

In der ersten Gruppe sind die Zeiträuber, die tief in dir sitzen. Perfektionismus oder Unentschlossenheit gehören dazu. In der zweiten Gruppe befinden sich Menschen, die dir durch hohe Anforderungen oder Belastungen deine wertvolle Zeit nehmen wollen. Die dritte Gruppe besteht aus sehr modernen Faktoren. Hierbei handelt es sich um all die Möglichkeiten, die uns die gegenwertigen digitalen Medien bieten. Es ist fraglich, ob sie unser Leben vereinfachen oder einfach nur beschleunigen.

Zeitfresser sind etabliert. Wer seine Zeit verteidigt, gilt häufig als intolerant, egoistisch oder schwierig. Du brauchst Mut, wenn du deine eigene Zeit gegen Massentrends und Schwarmintelligenz verteidigen willst. Doch der Kampf lohnt sich. **Nimm die Herausforderung an und erobere dir deine Zeit zurück!**

Es wird sich lohnen, denn Zeiträuber sorgen für Stress und halten dich häufig sogar von dem fern, was dir im Leben etwas bedeutet.

Prokrastination

Prokrastination ist das Fremdwort für ein Verhalten, das die meisten Menschen kennen. Umgangssprachlich wird sie als „Aufschieberitis" bezeichnet. Wichtige und unangenehme Aufgaben werden so lange verschoben, bis am

Ende kein zeitlicher Spielraum mehr bleibt. Dann müssen sie, oft unter Zeitdruck, erledigt werden. Fehler können sich einschleichen. Als Ergebnis entstehen Unzufriedenheit und Demotivation.

Wenn du Druck im Kopf hast, bist du nicht wirklich frei. Dieser Druck sorgt dafür, dass die Anreize fehlen, eine Aufgabe mit Leidenschaft und Engagement zu erledigen. Ein gutes Zeitmanagement kann helfen, die Aufschieberitis zu stoppen. Zerlege unangenehme Aufgaben in Teilschritte, die leicht zu bewältigen sind. So stellen sich schneller Erfolge ein. Wenn die Aufgaben dann erledigt sind, kannst du stolz auf dich sein und dein Selbstwertgefühl erhält neue Nahrung.

Eine typisch weibliche Art der Aufschieberitis darf in diesem Buch nicht fehlen. Hier geht es um das Aufschieben der eigenen Bedürfnisse. Viele Frauen warten tagelang, wochenlang und jahrelang, bis ihre Bedürfnisse endlich befriedigt werden können. Zuerst kommen die Kinder dran. Zuerst ist der Job wichtig. Zuerst ist der Partner an der Reihe. Hier spielt fehlende Selbstbehauptung eine wichtige Rolle. Es kommt zu Frustrationen und sogar zu Erschöpfung, Burnout oder Depressionen. Vermeide diese Spirale, indem du einen festen Termin pro Woche mit dir vereinbarst. Blockiere einen Zeitraum von drei bis fünf Stunden im Kalender für dich. Nimm diesen Termin so wichtig wie ein Meeting, einen Arztbesuch oder einen Elternabend. Du wirst sehen, dass sich schon durch diese wenigen Stunden deine Einstellung zu dir selbst verbessert und du weniger Zeitdruck fühlst. Kümmere dich um dich, es macht ja sonst niemand.

Perfektionismus

Viel zu häufig machen wir unser eigenes Befinden von äußeren Umständen abhängig. Obwohl wir es nicht gern zugeben, brauchen wir Bestätigung von der Familie, den Freunden oder dem Chef. Die Anerkennung von außen ist für viele Frauen eine Art Erlaubnis, um sich gut zu fühlen. Die Abhängigkeit vom Urteil anderer ist in ihnen fest verankert. Sie hat ihren Ursprung in gesellschaftlichen und sozialen Strukturen. Dabei geben die wenigsten Frauen dieses Dilemma zu. Powerfrauen stellen sich gern autonom, souverän und unantastbar dar. Sie wollen ihre Schwächen nicht akzeptieren. Es muss doch noch besser gehen. Damit rennen sie einem Ideal von sich hinterher und verlieren sich nicht selten aus den Augen. Sie sind „die, die immer lacht". Diese Maskerade ist zeitintensiv und raubt Kraft. Wer sich selbst anerkennen kann, erkennt auch, dass er nicht perfekt ist. Leider ist Perfektionismus ein sehr häufiger Zeitkiller. Er hängt mit der Kindheit zusammen und basiert auf der Annahme, man müsse sich Liebe und Anerkennung verdienen. Schon als kleine Mädchen lernen viele, dass sie in den Augen der Eltern oder anderer Kontakte „liebe Mädchen“ oder „brav“ sein sollten, wenn sie Zuwendung erhalten wollen. Als Kind passen wir uns der Umgebung zwingend an. Es sichert unser Nest und unser Überleben. Kinder sichern ihre Existenz darüber, die Erwartungen der Erwachsenen erfüllen zu wollen. Die Muster, mit denen wir in jungen Jahren aufgewachsen sind, nehmen wir mit in unser Leben als Erwachsene. Wir übernehmen genau die Muster, die uns vorgelebt werden. Selten hinterfragen wir, ob sie sinnvoll für uns sind. Diese Muster führen dazu, dass wir uns für schuldig halten, wenn jemand uns die Anerkennung verweigert. Es sind leider keine seltenen Fälle, in denen Frauen denken, sie würden betrogen, weil sie selbst nicht sexy genug gewesen seien. Wenn Frauen im Beruf übergangen werden, fragen sie sich, ob es vielleicht daran liegt, dass sie wegen ihrer Kinder keine Überstunden machen. Die negativen Erfahrungen mit der fehlenden Wertschätzung führen dazu, dass der Ehrgeiz wächst. Frau will besser werden. Sie will weniger

Fehler machen. Wenn sie sich nur genug anstrengt, werden die anderen sie sicher anerkennen. Hier haben wir das Motiv Aschenputtel. Nur fehlt leider der Prinz, denn den gibt es nur im Märchen. Unser modernes Aschenputtel wird sich die Finger wund scheuern und vor Freundlichkeit und Liebreiz vergehen. Eine Hoffnung auf eine Märchenhochzeit und ein Leben im Traumschloss ist vollkommen irreal. Der Perfektionismus wächst immer dann besonders schnell, wenn die Sehnsucht nach Anerkennung besonders quälend ist. Perfektionismus bedeutet aber, dass jede Aufgabe viel Zeit braucht. Perfektionismus ist ein Zeitfresser. Er wird dadurch bekämpft, dass eine klare Definition der Aufgabe besteht. Was sollte aus welchem Grund getan werden? Ein hilfreicher Tipp ist, sich vor dem Beginn eine persönliche Deadline zu setzen. Handelt es sich um ein umfassenderes Projekt, können auch zeitliche Endpunkte für Teilbereiche gesetzt werden. Wenn ein Teilschritt oder die ganze Aufgabe fertig sind, ist sie beendet. Sie ist nicht erst beendet, wenn sie perfekt ist. Menschliche Anerkennung kannst du nur erhalten, wenn die anderen dir zugestehen, dass du eben ein Mensch bist und keine Maschine.

Grübeln und negatives Denken

Negatives Denken und Grübeln kostet Zeit. Damit ist nicht nur die Zeit gemeint, die für das negative Denken gebraucht wird. Negative Gedanken, Sorgen und Ängste sorgen auch dafür, dass unsere Stimmung sich verschlechtert, wir weniger motiviert sind und uns weniger zutrauen. Damit verlangsamen sich unsere Handlungen. Alles fällt uns schwerer, Erfolge kosten plötzlich viel Mühe. Das Leben wird schleppend.

Wer kennt es nicht? Egal wie viel Gutes passiert, sobald etwas Schlechtes eintritt, ist die Laune im Keller. Du kannst zehn Komplimente am Tag für deine neue Frisur oder ein gut durchdachtes Konzept bekommen. Wenn nur einer etwas Negatives sagt, stürzt du deine ganze Aufmerksamkeit darauf und alle anderen Komplimente verlieren ihre Wirkung. Somit geben wir den negativen Gedanken mehr Raum als den positiven. Die Gefahr, die dabei entsteht, ist, dass unsere Gedanken zu unseren Gefühlen werden. Dadurch entstehen unsere inneren Überzeugungen, aus denen heraus wir handeln und unser Leben entwickeln. Für diesen Mechanismus kann es verschiedene Gründe geben. Vielleicht ist uns in der Vergangenheit etwas passiert, was unseren Glauben an das

Gute geschwächt hat. Es kann daran liegen, dass man sich daran gewöhnt hat, eher dem Negativen zu vertrauen, um nicht enttäuscht zu werden. Manche von uns sind auch der Überzeugung, dass sie es selbst verdient haben, schlecht über sich zu denken. Aus vergangenen schlechten Erfahrungen können schnell unterbewusste Überzeugungen werden. Diese werden uns immer wieder blockieren und Ängste hervorrufen. Das negative Denken fällt uns so leicht, weil wir es sehr früh lernen. Als Kind lebt man seine Gedanken häufig unreif und unbewusst aus. Zu dieser Zeit wurde uns vielleicht oft gesagt, was wir falsch machen, was wir nicht dürfen und wofür wir uns schämen müssen. Unsere innerliche Reaktion darauf war, bestimmte negative Glaubenssätze in unserem Unbewussten zu verankern. Wir tragen sie noch als erwachsene Frauen in uns, obwohl diese negativen Gedanken in unserer Gegenwart nicht real sind.

Parallel zur Motivation, etwas Neues zu beginnen, können daher erste Zweifel reflexartig auftreten. Aussagen wie „Ich kann das nicht“ oder „Ich schaff das nicht“ blockieren dich bei der Verwirklichung deiner Ziele. Solche Situationen weisen dich deutlich darauf hin, dass vergangene Negativität ihre Wirkung zeigt.

Es gilt eine positive Entwicklung zu erzielen, um aus der Negativspirale auszubrechen. Mach dir bewusst, wenn ein Gedanke dir nicht guttut. Du kannst deine Gedanken selbst wählen. Konzentriere dich auf den Mut, den du aufbringst, wenn du eine Entscheidung triffst. So kann der Zweifel sich nicht ungehindert in dir ausbreiten. Konzentriere dich auf die Anerkennung, die eine Beförderung mit sich bringt, statt dir einzureden, dass du scheitern wirst. Es passiert so viel mehr Schönes, als du überhaupt wahrnehmen kannst. Du solltest dein Bewusstsein dahingehend schärfen. Als einfache Übung kannst du beispielsweise jedes Mal, wenn etwas Gutes passiert, ein Cent Stück in die linke Hosentasche packen. Das machst du den ganzen Tag über und am Ende des Tages schaust du nach, was sich in der linken Hosentasche angesammelt hat. Und wenn nur ein Cent Stück in der linken Hosentasche gelandet ist, hat sich der Tag schon gelohnt. Bei dieser Methode zählen nur die positiven Gedanken. Sie macht positive Dinge auch physisch greifbar und schärft deine Sinne für positive Wahrnehmungen. Dadurch wird erst deutlich, wie viel Gutes in einem Tag liegt. Probiere es über einen längeren Zeitraum aus. Irgendwann wirst du diese Cent Stücke nicht mehr brauchen. Deine Wahrnehmung ist auf die positiven Aspekte des Lebens ausgerichtet. Achte in deiner Übungsphase auch auf Kleinigkeiten. Schönes Wetter oder eine liebevolle Geste zwischen zwei Passanten verdienen Aufmerksamkeit. Lass das Gute nicht einfach vorbeiziehen. Würdige es, damit es dir Auftrieb und Motivation schenken kann.

Positives Denken ist eine Entscheidung. Situationen sind neutral. Wir sind selbst dafür verantwortlich, wie wir eine Situation interpretieren. Wenn wir uns also angewöhnen, auch bei negativen Situationen positiv zu denken, so werden wir unser Gehirn auf Positivität programmieren und Energie schöpfen. Es benötigt allerdings Zeit, eine gewisse Routine zu entwickeln. Mindestens vier Wochen Training sind notwendig, um Veränderungen zu spüren.

Generell ist wichtig, sich von negativen Stimmungen und Gedanken fernzuhalten. Stell dir vor, deine Gedanken wären ein Glas gefüllt mit Wasser. Wenn wir nun Negativität in Form von einem Schluck Cola in das Glas hineinschütten, so wird sich das Wasser dunkel verfärben. Je mehr Cola wir hineingeben, desto dunkler wird der Glasinhalt. Wir benötigen eine Menge Wasser, um den Inhalt des Glases wieder klar zu bekommen. Symbolisch gesehen steht das Wasser für positive Gedanken. Je mehr negative Gedanken uns also erreichen, desto mehr sind wir dazu geneigt, negative Gedankenstrukturen zu entwickeln. Genauso verhält es sich mit positiven Gedanken. Je mehr Klarheit und positive Gedanken wir zulassen, umso stärker werden sich Motivation und Schaffensfreude ausweiten. Diese Triebfedern für unser Handeln lassen uns schneller handeln und bringen uns somit schneller an das gewünschte Ziel.

Stress

Das Gefühl, immer mehrere Dinge gleichzeitig im Kopf haben zu können, ist eine Täuschung. Auch Frauen sind nicht in der Lage, mehr als einen Gedanken gleichzeitig zu haben. Es mag ihnen hin und wieder so vorkommen, doch das liegt daran, dass sie gelernt haben, schnell und flexibel von einem Thema zum anderen zu springen. Mehrfachbelastung und Erwartungsdruck haben diese hohe Leistungsfähigkeit des Gehirns notwendig werden lassen. Gesund ist das allerdings nicht. Irgendwann ist die Kraft am Limit und ein Mental Load oder Burnout droht. Hier sitzt ein Zeitkiller verborgen. Eine Aufgabe erledigt sich schneller, wenn die Konzentration ungestört ist. Wer ständig mehrere Anforderungen gleichzeitig erfüllen will, fährt Slalom im Kopf. Der gerade Weg ist kürzer und damit schneller. Um dauerhaft zu verhindern, dass Stress als Zeiträuber wirkt, sollte jede Frau ihr ganz persönliches Entspannungsprogramm kennen. Dabei spielt es keine Rolle, ob sie zur Entspannung Yoga lernt oder autogenes Training praktiziert. Auch eine Auszeit mit einem guten Buch oder schlichtes Stricken sind geeignet, um in die eigene Mitte zu finden. Die kleinen Pausen sollten unbedingt auf der täglichen To-do-Liste stehen. Die Zeit, die dafür benötigt wird, wird durch das anschließende entspannte und zügige Arbeiten wieder ausgeglichen. Im Klartext heißt das, dass du nicht nur den Elternabend und das Meeting in deinen Kalender einträgst, sondern auch die tägliche Portion Freizeit. Mach dir deine Freizeit zur Pflicht. Gelingt das nicht, hast du zu viel zu tun. Im Kapitel über Prioritäten wirst du lesen, wie du dich befreien kannst.

Entscheidungsunfähigkeit

Ähnlich wie Grübeln ist auch Unentschlossenheit ein Zeiträuber. Vor allem Frauen, die Konflikte scheuen und niemanden verletzen wollen, haben mitunter Schwierigkeiten damit, Entscheidungen zu treffen. Hier hilft eine

Deadline. Mehr als 48 Stunden sind für die meisten Entscheidungen nicht notwendig. In dieser Zeit ist jeder Gedanke gedacht und jedes Für und Wider ermittelt. Die Entscheidung selbst ist im Bauch oft auch schon klar, der Kopf wehrt sich mitunter noch. Finde den Mut, dich zu entscheiden. Die Entscheidung muss nicht richtig sein, sie muss nur getroffen werden. Erst, wenn sie gefallen ist, geht es vorwärts. Korrekturen sind immer möglich. Stillstand ist reine Zeitverschwendung. Deshalb solltest du darauf achten, Entscheidungen zu dokumentieren. Schreibe dir das Thema auf. Notiere die Optionen. Nun hast du 48 Stunden Zeit, alle Vorteile und Nachteile jeder Option aufzuschreiben. Anschließend kannst du das Ergebnis einfach ablesen. Wenn du deine Entscheidung getroffen hast, bleibe dabei, auch wenn dir anschließend Zweifel kommen. Nimm erst dann Korrekturen vor, wenn du einen echten Fehler erkennst.

Falscher Umgang

Eine Powerfrau braucht ein entsprechendes Mindset. Damit ist die Grundhaltung zu allen Fragen ihres Lebens gemeint. Die Menschen, mit denen wir uns umgeben, beeinflussen eben dieses Mindset. Das kann sich positiv oder negativ auswirken. Guter Umgang besteht aus Menschen, die dich ermutigen und sachlich kritisieren. Sie sind Freunde, die dir Respekt und aufrichtige Wertschätzung entgegenbringen. Es gibt aber auch andere Personen im Umfeld. Sie zerstören dein Mindset und beeinflussen dich negativ.

Das können ein cholerischer Chef oder ein phlegmatischer Kollege sein. Auch diejenigen, die sich ständig über alles beklagen müssen, tauchen in regelmäßigen Abständen auf. Ob das Wetter zu kalt oder zu warm ist, der Kaffee heute nicht schmeckt oder der Fernseher des Nachbarn zu laut gestellt ist, immerzu betonen sie die negativen Faktoren ihres Lebens und fokussieren sich darauf. Das vergiftet deine Gedanken und raubt nicht nur Kraft, sondern auch Zeit. Hier gilt es, Vorsicht zu wahren, denn diese negativen Gedanken stellen eine Gefahr für deine Motivation dar.

Andere Zeiträuber aus dem Umfeld sind die unzuverlässigen Mitmenschen. Verbindlichkeit schafft Freiräume. Achte darauf, dass Verabredungen zuverlässig eingehalten werden. Das gilt für den Umgang mit dir selbst ebenso wie für den Umgang mit Mitmenschen. Sinnloses Warten und das Verschieben von Terminen kostet Zeit. Unzuverlässigkeit ist eine Blockade für jede Form der

Entwicklung. Überprüfe dein Umfeld. Nimm Distanz zu den Zeiträubern ein. Entferne jammernde Dauerkontakte und unzuverlässige Mitmenschen so weit wie möglich aus deinem Orbit. Du hast einfach nichts vom Umgang mit Ihnen. Das Risiko, deine Zeit mit ihnen zu vertrödeln, ist groß. Mach dir bewusst, dass Zeit dein wichtigstes und kostbarstes Kapital ist. Für viele Frauen ist es undenkbar, Kontakte abzubrechen. Freundlich, aber bestimmt muss frau lernen, auf die Uhr zu schauen. Wenn es dir schwerfällt, jemanden stehen zu lassen, obwohl er genug Zeit in Anspruch genommen hat, greife am Anfang zu einem Trick. Stell dir deinen Handywecker. Das Klingeln wird auch vom Gegenüber als Störung gesehen. Jetzt hast du eine Tür, durch die du aus der Begegnung hinausschlüpfen kannst. Solltest du mit einem schlechten Gewissen kämpfen, mach dir bewusst, dass du nicht die Person sein kannst, an der das Glück des anderen hängt. Du hast ein Recht darauf, Erfolge zu feiern. Wenn du auf deine Zeit achtest, achtest du damit auf dich und bringst dir selbst Wertschätzung entgegen.

Mediale Zeitfresser

Es hat sich inzwischen herumgesprochen, dass das Smartphone ein Zeiträuber ist. Trotzdem ist es aus dem privaten und beruflichen Leben nicht mehr wegzudenken. Dabei greift es unser Zeitkonto auf zwei Arten an:

- es stört die Konzentration
- es verlangsamt Kommunikationsprozesse

Wer konzentriert an einer Aufgabe sitzt, kann durch das Gerät im Denkprozess gestört werden. Er muss die Konzentration nach der Störung neu aufbauen und verliert wertvolle Zeit. Ständige Unterbrechungen verzögern das Ergebnis. Der zweite Eingriff ins Zeitkonto besteht darin, dass die Nutzung meist nicht alle Bedürfnisse erfüllt. Menschen kommunizieren per WhatsApp. Danach müssen sie telefonieren. Es entstehen nämlich Missverständnisse, wenn nur über deinen Messenger komplexe Daten versendet werden sollen. Das Smartphone darf als Notlösung der persönlichen Kommunikation vorgezogen werden. Ein Kommunikationsmittel für alle Lebenslagen ist es nicht. Mit den folgenden Hinweisen kann die schädigende Wirkung im Griff gehalten werden.

Klingelton abschalten, wenn du dich konzentrieren willst. Es reicht, in den Pausen zu schauen, ob eine Nachricht eingegangen ist.

Im Privatleben braucht das Phone einen Stammplatz in der Wohnung. So kann die Freizeit nicht durch unerwartete Störungen belastet werden. Es reicht vollkommen aus, wenn du im Rahmen einer festgesetzten Zeit dein Smartphone nutzt. So bleibst du selbstbestimmt und kannst tun und lassen, was du willst, statt dich aus deiner Ruhe klingeln zu lassen. Hochwertige Freizeit kommt insgesamt deiner Zeitplanung zugute.

Online Shopping

Einkaufen war noch nie so einfach wie heute. Niemand muss sich mehr bewegen und das Haus verlassen. Öffnungszeiten können uns egal sein. Einkaufen im Internet wird immer beliebter. Dabei ist das Online Shopping eine Ablenkungsmaschine. Gezieltes Einkaufen zu festgesetzten Zeiten ins ganz wichtig, damit du dich nicht täglich vom Angebot an Waren und Dienstleistungen von deinem Erfolgskurs abbringen lässt. Kaum eine Erfindung schluckt so viel Zeit wie das Internet. Dabei sollte alles leichter und schneller werden. Richtig praktisch ist das Netz allerdings bisher noch nicht. Das liegt daran, dass wir uns im Netz verlieren. Wenn man schon mal am Rechner sitzt, kann man auch noch schnell ...

Wer klug handelt, beschränkt seine Online-Zeit. Im Internet ist alles spannend und ansprechend. Inzwischen ist die Werbung weitgehend personalisiert und unser Nerv wird regelmäßig getroffen. Setze dir selbst Grenzen. Stell dir den Wecker, wenn das Surfen beendet sein soll. Eine entspannende Freizeitbeschäftigung kann Online-Shopping nämlich nicht werden. Du kannst auch den Ad-Blocker nutzen, um Werbung auszuschalten, die speziell auf dich ausgerichtet ist.

Du solltest deine Onlinezeit in der Freizeit für dich klar definieren. Eine feste Zeit zum Surfen im Netz ist beispielsweise ein sinnvoller Anfang. Du könntest dir 30 Minuten nach dem Feierabend oder geballt an einem Abend in der Woche dafür einplanen. Das Internet birgt die Gefahr, unbemerkt Zeit zu verlieren. Wenn du es gezielt und mit zeitlichen Grenzen einsetzt, ist es für dich eine schöne Erfindung. Du kannst Zeit sparen, wenn du tatsächlich gezielt suchst. Um dich selbst zu kontrollieren, kannst du ein Surfprotokoll führen. Dort kannst du die Zeiten und die Suchergebnisse eintragen. Wenn du das erzielte Resultat nicht offline schneller hättest erreichen können, hast du deine Zeit effizient genutzt.

Soziale Medien

Du verschwendest Zeit, wenn du deine Freundschaften ausschließlich in Social-Media-Kanälen pflegst. Das Gleiche gilt auch für Online-Freundschaften. Echte Freundschaften brauchen die Kommunikation und den Austausch zum Bestehen. Ohne Gestik und Mimik ist eine Freundschaft nicht authentisch. Hören und Sehen gehört zu einer Freundschaft. Sich im echten Leben zu treffen ist wichtig, nicht nur in der virtuellen Scheinwelt. Online-Verbindungen sind keine festen Beziehungen. Es fehlt an wichtigen Gemeinsamkeiten. Für deine Lebensqualität und dein Selbstwertgefühl ist es wichtiger, wenige und dafür echte Freunde im persönlichen Umfeld, als viele lose Online-Kontakte zu haben. Zusätzlich kannst du mit Hilfe deiner Freunde Zeit sparen. Du kannst mit ihnen beispielsweise reisen, Sport treiben oder kochen und benötigst sowohl bei der Vorbereitung (Reise) als auch bei der Durchführung (Kochen) weniger Zeit. Die Kontakte in den sozialen Medien stehlen dir dagegen Zeit, da sie uneingeschränkte Aufmerksamkeit von dir erwarten.

E-Mails und Messenger-Dienste

Alle waren zunächst begeistert, als die elektronische Post erfunden wurde. Rund um die Welt konnten plötzlich digitale Briefe ohne größeren Aufwand und wenigen Sekunden versendet werden. Sowohl privat als auch im beruflichen Umfeld sind E-Mails aktuell einer der größten Zeitdiebe. Du solltest elektronische Post nicht häufiger lesen als Papierbriefe. Der Briefträger bringt nur einmal am Tag die Post. Der Briefkasten an der nächsten Ecke wird auch nur einmal täglich geleert. Übertragen heißt dies, lies nur einmal täglich Mails und versende nur einmal täglich deine eigenen Mails. An Briefkästen kleben häufig Hinweise „Keine Werbung einwerfen“. Im digitalen Umfeld kannst du für dein Postfach Spamfilter nutzen. Verwende ein privates Postfach, für wichtige Post und eines, wenn du Newsletter bestellst oder an Rabattaktionen teilnimmst. Das Werbepostfach musst du nicht täglich lesen, so sparst du zusätzlich Zeit.

Werkzeuge und Techniken für dein Zeitmanagement

Zeitmanagement ist mehr als das Führen eines Terminkalenders. To-do-Listen und Terminplaner sind Hilfsmittel. Zeitmanagement ist kein Hilfsmittel und keine Theorie. Es ist eine bestimmte Art, sich zu verhalten. Seit vielen Jahren überfluten Ratgeber zum Thema Zeitmanagement die Büchertische. Manche sind wirklich gut, die meisten jedoch versuchen, mit universellen Weisheiten zu punkten. Darüber hinaus fällt auf, dass sich viele Titel an Männer wenden, die im Job erfolgreich sein wollen. Sie sollen die Effizienz steigern. Kaum ein Autor oder eine Autorin befasst sich mit der Frage, wie Familie und Job unter einen Hut zu bekommen sind. Zeitmanagement für Frauen ist eine ganz besondere Herausforderung. Meist sind zwei oder drei Aufgabenbereiche zu planen. Für berufstätige Frauen sieht die Welt anders aus als für berufstätige Männer. Noch immer funktioniert unsere Gesellschaft nämlich so, dass Frauen sich stärker in sozialen Belangen einsetzen. Pflegebedürftige Angehörige und Kinder werden mehrheitlich noch als Aufgabe der Frau gesehen. Frauen stehen trotz aller Emanzipation noch immer unter einem starken Erwartungsdruck.

Obwohl sie theoretisch keine typische Rolle in der Gesellschaft haben, müssen sie eben diese nicht vorhandene Rolle erfüllen.

Selbst wenn der Erwartungsdruck nicht von außen gemacht wird, neigen viele Frauen dazu, mehr von sich zu verlangen, als ihnen möglich ist. Leistungsdruck kann krank machen. Appetitlosigkeit, Schlafmangel und andere Stresssymptome sind die ersten Anzeichen dafür, dass etwas nicht stimmt. Stress nagt erheblich an der Lebensqualität. Eine unheilvolle Spirale entsteht. Unter Stress verlierst du Kraft und wenn dir Kraft verloren geht, kannst du weniger leisten.

Wenn du für dich entschieden hast, dieser Spirale zu entkommen, ist Zeitmanagement genau das richtige Thema für dich. Doch Achtung! Zeitmanagement bedeutet nicht, dass du in immer kürzerer Zeit immer mehr zu erledigen schaffst. Zeitmanagement bedeutet vielmehr, dass deine Work-Life-Balance sich positiv verändert. Zeitmanagement für Frauen bedeutet auch, dass wir uns nicht zwischen einem glücklichen Privatleben und beruflichem Erfolg entscheiden müssen. Die folgenden Hacks lassen sich meist gut in den normalen Tagesablauf integrieren. Sicher braucht es etwas Zeit, festgefahrene Gewohnheiten zu ändern und neue Strukturen zu etablieren, aber du wirst schnell merken, dass es lohnend ist. Überfordere dich nicht. Zwing dich auf keinen Fall zur Perfektion und setze dich nicht unter Druck. Zeitmanagement festigt sich mit jedem Schritt, den du gehst. Schon kleine Veränderungen in deinem Bewusstsein lassen Verbesserungen spürbar werden.

Was man schreibt, das bleibt

Bist du eine Frau, die immer alles im Kopf behalten kann? Sehen andere dich als eine Art wandelndes Notizbuch? Fragen, die anfangen mit „Wo ist denn nur...?", oder „Wann war denn noch...?", kannst du mühelos beantworten? Prima! Dann solltest du das sofort verändern. Belaste deinen Kopf nicht mit Informationen, die schriftlich festgehalten werden können. Du belegst viel zu viel Arbeitsspeicher. Das ist ungefähr so, wie wenn du am PC unzählige Reiter und Programme gleichzeitig geöffnet hättest. Irgendwann stürzt dir das System ab. Lerne, dir Notizen zu machen.

Meist ist das Smartphone dafür nicht das richtige Hilfsmittel. Besorge dir ganz klassisch eine Kladde und Stifte.

Die alte Methode, sich das, was gemerkt werden soll, von Hand zu schreiben, macht immer noch Sinn. Außerdem kannst du in deiner Kladde kreativ arbeiten. Du kannst durchstreichen, überschreiben unterstreichen und auf die Art und Weise aufs Papier bringen, was dir durch den Kopf geht. Wähle ein Format, das genügend Platz bietet, um dir alles zu notieren, was du nicht vergessen willst. Ein weiterer Vorteil einer Kladde ist, dass du relativ schnell vor- und zurückblättern kannst. Hier kannst du alles sammeln, was du sonst in deinem Kopf abgelegt hättest.

Stöbere einmal durch die vielen Angebote an Arbeitsbüchern, Planern und anderen Hilfsmitteln. Ein Projektbuch zum Beispiel kann helfen, den Überblick über private und berufliche Aufgaben zu behalten. Auch wenn du vor Entscheidungen stehst, hilft es häufig, sich Notizen zu machen.

Prioritäten setzen schafft Raum

Wenn du zu den Menschen gehörst, die nicht wissen, wo ihnen vor lauter Aufgaben der Kopf steht, wird es Zeit, sich mit dem Thema Prioritäten zu befassen. Es gibt immer wieder Aufgaben, die wichtig scheinen, aber nicht wirklich dringend sind. Viele neigen dazu, den ganzen Tag in Aktion zu sein und dennoch die wichtigsten Aufgaben nicht erledigt zu haben. Das kann verschiedene Ursachen haben.

1. Es kann sein, dass diese Aufgaben dir besonders viel Freude bereiten. Die unliebsamen Arbeiten bleiben liegen, während die schönen Dinge schneller erledigt werden.
2. Eine Form von Angst oder Blockade hält dich davon ab, die wirklich wichtigen Aufgaben zu erledigen. Hierbei kann es sich zum Beispiel um konkrete Ängste wie die Angst vor Behörden handeln. Es ist auch möglich, dass du Angst vor Erfolg hast. Vielleicht traust du dir einfach nicht zu, erfolgreich zu sein. Wenn das der Fall ist, wird dein Unbewusstes dich ausbremsen, damit es Recht behält.

Das Thema Aufschieberitis haben wir bereits weiter oben in diesem Buch angesprochen. Liegt Aufschieberitis aber nicht vor, ist es möglich, dass dir eine einfache Strategie dabei hilft, zukünftig die wichtigen von den unwichtigen Aufgaben zu unterscheiden. Das ist sinnvoll, damit du nicht am Ende eines Tages das Gefühl hast, dass du viel gemacht und wenig geschafft hast.

Teile deine Aufgaben zukünftig in drei Gruppen ein. Beginne mit den Aufgaben eines einzigen Tages. Die erste Gruppe besteht aus den Aufgaben, die dringend erledigt werden müssen, weil sie entweder notwendig für deinen Erfolg sind, notwendig für dein Wohlgefühl oder wichtig, um Schaden abzuwenden. Schreibe diese Aufgaben mit einem roten Stift auf eine Seite in deiner Kladde oder markiere sie rot. Die zweite Gruppe der Aufgaben besteht aus allem, was sinnvoll und wichtig ist, aber nicht dringend. Hierbei handelt es sich um Anforderungen, die nicht heute, sondern vielleicht im Verlauf der Woche erledigt werden müssen. Diese Aufgaben schreibst du nun unter die erste Aufgabengruppe. Wähle hierfür die Farbe Gelb. Die dritte Gruppe beinhaltet alle übrigen Aufgaben. Diese Aufgaben werden mit einem grünen Stift markiert. Du hast nun eine Ampel vor dir. Rot ist wirklich wichtig, grün kann warten. Die gelben Aufgaben erledigst du, wenn alle roten Aufgaben geschafft sind. Jetzt weißt du genau, was zu tun ist und wirst schnell merken, dass du mit diesem Prinzip den Schreibtisch freier hast als zuvor. Nutze dieses Ampelprinzip für jeden Tag neu.

Kennst du das Gefühl, dass du dich besonders bewähren musst? Gerade Frauen nach einer Familienpause fühlen sich oft nicht gut genug für den neuen Job. Dabei handelt es sich in vielen Fällen um das sogenannte Imposter-Syndrom. Das bedeutet, jemand fühlt sich in seiner Rolle nicht wohl. Er fühlt sich wie ein Hochstapler und hat das Gefühl, sein Glück nicht verdient zu haben. Gerade junge Mütter, die nach der Elternzeit wieder in den Beruf zurückkehren, leiden häufig unter dieser Störung.

Das Pareto-Prinzip ist immer noch aktuell

Als Vilfredo Pareto im 19. Jahrhundert sein Prinzip aufstellte, hätte er sich nicht träumen lassen, dass er einmal eine wichtige Theorie für das Zeitmanagement im digitalen Zeitalter entdeckt hat. Das Pareto-Prinzip ist auch als 80:20 Regel bekannt. Kurz gesagt geht er davon aus, dass ein Mensch seine Aufgaben nicht gleichmäßig erledigt, sondern den größten Teil, nämlich 80 Prozent, in nur 20 Prozent der Zeit schafft. Gleichzeitig braucht er dann für den kleineren Aufgabenteil die restlichen 80 Prozent. Verrückt, oder? Es ist wirklich so. Denk doch mal darüber nach, wie schnell dir die Arbeit manchmal von der Hand geht. Du bist voller Elan und Tatendrang und hast nach zwei Stunden schon das Gefühl, fast fertig zu sein. Dann plötzlich kommt ein Punkt, an dem es einfach nicht mehr weitergeht. Alles zieht sich in die Länge und der Traum vom frühen Feierabend ist ausgeträumt. Es gibt keine wirkliche Erklärung für dieses Phänomen, aber es wirkt. Pareto hat es in Bezug auf wirtschaftliche Faktoren erkannt, doch Zeit scheint zu funktionieren wie Geld.

Wenn du das Pareto-Prinzip für dein Zeitmanagement nutzen willst, dann solltest du es austricksen. Das schaffst du, indem du die Dauer deiner Aufgaben im Vorfeld festlegst. Du setzt dir also selbst Deadlines. Damit kannst du verhindern, dass kleine und kleinste Tätigkeiten den größten Anteil an deiner Zeit in Anspruch nehmen können. Lies jetzt, wie du das Pareto-Prinzip so einsetzen kannst, dass es dein Zeitmanagement verbessert.

Wenn man dies in Gesichtspunkten des Zeitmanagements betrachtet, bedeutet dies beispielsweise, dass bei einer Aufgabe, für die 10 Stunden geplant sind, in den ersten beiden Stunden bereits 80 Prozent des Ergebnisses erreicht werden. In den restlichen acht Stunden werden dagegen in Summe nur noch 20 Prozent Anteil an der Gesamtleistung erreicht. Dies klingt zunächst unglaubwürdig, ist jedoch in der Vergangenheit vielfach belegt worden. Die Ursachen dafür wurden intensiv untersucht und mögliche Erklärungsansätze auch gefunden. Nachfolgend sind hier ein paar dieser möglichen Ursachen aufgeführt:

Die meisten Menschen sind am Beginn eines Arbeitstages motivierter und ausgeruhter als im späteren Verlauf des Tages, wie z.B. nach einer Mittagspause.

Um ein schnelles Erfolgserlebnis zu erzielen, suchen sich viele Menschen zuerst die für sie angenehmen Teile einer Aufgabe heraus. Dies führt oft dazu, dass sie diese schnell erledigen, weil die Aufgaben einfach und bequem sind. Die schwierigeren Aufgaben, die sogenannten „Brocken", bleiben bis zum Ende liegen und erfordern vielfach einen besonders hohen und intensiven Zeiteinsatz.

Im Verlauf eines Arbeitstages verlieren viele Menschen sowohl Konzentration als auch Motivation. Dies wiederum kann verschiedene Ursachen aufweisen. Zum einen können Ablenkungen durch Kollegen oder andere „Zeitfresser" dafür verantwortlich sein. Es kann aber auch an schwer verdaulichen Mittagsmahlzeiten oder einfach am hohen Kaffeekonsum liegen.

Die Rolle des Pareto-Prinzips im Zeitmanagement

Im Berufsleben und bei der Erledigung alltäglicher Alltagsaufgaben lässt sich das Pareto-Prinzip besonders gut anwenden. Eine wichtige Voraussetzung dabei ist, dass man eine Prioritätenliste vorliegen hat.

Dies bedeutet, die Aufgaben, die als wichtig und dringend eingeschätzt wurden, zuerst zu erledigen. Diese Umsetzungsreihenfolge führt dazu, dass diese dringenden bzw. dringenden und wichtigen Aufgaben zu den 80 Prozent erledigter Aufgaben gehören. Weil diese Aufgaben innerhalb der ersten 20 Prozent der geplanten Zeit erledigt werden, sind diese auch in kurzer Zeit fertig. Die oben beschriebene Prokrastination, also Aufschieberitis, wird mithilfe des Pareto-Prinzips effektiv vermieden.

Beispiele für den praktischen Alltagsnutzen des Pareto-Prinzips

Stell dir vor, du bist gerade mit deiner Familie in eine neue Wohnung gezogen. Ihr seid glücklich über die neue Bleibe und wollt euch Zeit lassen, richtig anzukommen.

Plötzlich meldet sich für das kommende Wochenende Besuch an, dem ihr nicht absagen könnt. Zu allem Übel ist dein Partner auf einer Dienstreise. Du weißt, dass die Wohnung aktuell noch nicht in einem vorzeigbaren Zustand ist. Du nimmst dir daher vor, rechtzeitig vor dem Besuchstermin alles gründlich zu putzen und aufzuräumen. In der Praxis passiert zunächst erst einmal wenig. Es kann z. B. passieren, dass du dich an einem Buch festliest, welches du gerade wegräumen wolltest. Dann wolltest du noch die passende Kleidung aussuchen, was auch länger als geplant gedauert hat. Du hattest zehn Stunden eingeplant und fünf davon sind bereits vergangen, ohne dass du nennenswerte Erfolge erreicht hast. Weil zudem die Geschäfte gleich schließen, musst du noch schnell einkaufen gehen. Jetzt hast du nur noch zwei Stunden Zeit, bis deine Verabredung vor der Tür steht. Schnell machst du jetzt noch die Betten, verstaust alle herumliegenden Sachen im Kleiderschrank und saugst noch schnell den Staub vom Boden auf. Zum Schluss wird noch die Spülmaschine angestellt. Dann ist die Zeit um, die Wohnung ist vorzeigbar. Im Grunde hast du auch nur zwei von den ursprünglich geplanten 10 Stunden für Ordnung und Sauberkeit benötigt. Auch hier wirkt das Pareto-Prinzip.

Das Pareto-Prinzip steigert Produktivität im Arbeitsleben

Du bekommst den Auftrag von deinem Vorgesetzten, eine Informationsmappe für einen potenziellen Kunden zu erstellen. Diese Aufgabe hast du bisher noch nie gemacht. Daher reizt dich der Auftrag und außerdem freust du dich, dass deine Führungskraft dir das Vertrauen entgegenbringt. Es ist Dienstag und am Samstag müssen die Unterlagen in der Druckerei vorliegen. Dir fällt erst einmal nichts ein. Du setzt dich selbst unter Erfolgsdruck. Eine Kollegin kommt zu dir und muntert dich auf. Um dich etwas abzulenken, arbeitest du deine üblichen Aufgaben ab, die nicht wichtig und auch nicht dringend sind. Am Mittwoch geht es dir besser, du fühlst dich motiviert und sammelst alle notwendigen Informationen zusammen. Zum Feierabend hin wird dir klar, dass du viel zu viele Informationen zusammengetragen hast. Am Donnerstag beginnst du noch mal vollkommen neu zu sortieren und am Abend ist die Präsentationsmappe fertig. Am Freitag liegt sie dann zu Arbeitsbeginn auf dem Schreibtisch des Vorgesetzten. Effektiv hast du nur einen Tag daran gearbeitet und bist noch früher als notwendig mit der Aufgabe fertig geworden.

Sinnvolle Pausen

Pausen müssen sein. Unser Gehirn kann sich nicht nonstop konzentrieren. Es braucht Entspannung und Entlastung. Die meisten Pausenregeln in den Unternehmen sind nicht unbedingt klug gewählt. Vier Stunden arbeiten am PC und anschließend eine Stunde Pause, um dann wieder vier Stunden zu arbeiten, ist nicht das Optimum für unser Gehirn. Vielmehr gilt als sinnvoll, sich immer nur etwa 45 Minuten lang auf ein Thema zu konzentrieren. Dann sollte eine kleine Pause eingelegt werden. Strecken, kurz an die frische Luft oder auch ein 5-Minuten-Schläfchen lassen den Geist zur Ruhe kommen und relaxen. Anschließend geht es weiter, bestenfalls sogar mit einem neuen Thema.

Wenn du das große Glück hast, im Home-Office arbeiten zu können, kannst du deine Pausen frei einteilen. Halte einen Takt ein, indem du 45 Minuten arbeitest und 15 Minuten etwas anderes machst. Das kann sogar Küchenarbeit sein oder du machst die Betten. Selbstverständlich sind ein kurzer Spaziergang oder eine kleine Meditation ebenso geeignet. Die Hauptsache ist, dass du deinen Kopf regelmäßig von der Leine lässt. Nach der Pause fängst du ihn wieder ein und lässt keine Ablenkung zu.

Teste es einmal. Dieser Rhythmus von Anspannung und Entspannung ist sehr effektiv. Er vermeidet, dass du dich erschöpft fühlst, ohne zufrieden zu sein.

Delegieren und outsourcen

Frau muss nicht alles selbst machen. Es mag uns schwerfallen, wenn andere unsere Kleidung bügeln, für uns einkaufen oder andere Dinge erledigen, die direkt oder indirekt mit uns zu tun haben. Es fällt vielen Frauen schwer, zu delegieren. Der Selbstmachen-Wahn verträgt sich nicht mit dem Bedürfnis nach Ruhe und Entspannung.

Im Kapitel über Prioritäten hast du dich bereits damit auseinandergesetzt, dass nicht alle Aufgaben gleichermaßen wichtig sind. Nimm dir jetzt deine Kladde vor und schreibe dir auf, welche drei bis fünf Faktoren dir in deinem Leben wirklich wichtig sind. Sicherlich sind unter deinen Prioritäten private und berufliche Aspekte zu finden. Es könnte die nächste Beförderung, deine Beziehung oder dein Hobby auf der Liste stehen. Wenn du Mutter bist, stehen die kleinen Lieblinge wahrscheinlich dabei. Manchmal ist es ein Ehrenamt, manchmal eine sportliche Leistung, die du als Ziel vor Augen hast.

Wenn deine Aufzählung der wichtigsten Herzensangelegenheiten fertig ist, erstelle eine weitere Liste. Hier steht alles, was aktuell zu deinen Aufgaben gehört. Wenn du fertig bist, wirst du sehen, dass es viele Aufgaben gibt, die nicht dazu dienen, dass du glücklich und erfolgreich bist. Sie müssen einfach erledigt werden. Einkaufen, den Garten pflegen, das Bad reinigen und zahlreiche berufliche Dinge werden hier stehen. Der Alltag zwingt uns häufig dazu, auch Dinge zu erledigen, die uns nicht wirklich etwas bedeuten. Um dich und deine echten Glücksmomente nicht zu vernachlässigen, beginnst du zu delegieren und startest eine Outsourcing Strategie. Was können andere für dich übernehmen?

Überdenke, ob du vielleicht Hilfe im Haushalt in Anspruch nehmen kannst. Diese könnte darin bestehen, dass du deinen Partner mit einbeziehst, oder dass ihr gemeinsam eine Haushaltshilfe beschäftigt. Eine weitere Möglichkeit ist, für Einkäufe nicht selbst ins Geschäft zu fahren, sondern einen Lieferservice zu beauftragen. Falls du Haustiere hast, gibt es auch hier Dienstleister, die sich um deinen tierischen Freund kümmern können, um dich zu entlasten. Gibt es Angehörige, die auf deine Pflege angewiesen sind? Kinder und Eltern sind uns zwar sehr lieb, aber ihre Versorgung kostet Zeit. Wer berufstätig ist und ein eigenes Privatleben selbst gestalten muss, ist schnell mit der Pflege von Angehörigen überfordert. Für diese Fälle gibt es Pflegedienste und andere Einrichtungen, die dir hier Arbeit abnehmen können.

Auch beruflich kannst du delegieren. Dafür musst du nicht unbedingt Führungskraft sein. Wenn du bisher jedes Jahr die Weihnachtsfeier ausgerichtet hast, kann das jetzt ein anderer Mitarbeiter übernehmen. Jeder sollte die Chance bekommen, sich für die Gemeinschaft einzusetzen. Überdenke genau, was du machen musst und was einfach an dir hängen bleibt. Die zweite Kategorie von Aufgaben gibst du weiter an jemanden, der vielleicht sogar Freude daran hat.

Wenn du zu den fleißigen Frauen gehörst, die ihre Freundinnen jedes Jahr mit selbst gemachten Geschenken überraschen, keinen Geburtstag vergessen und sich dann jedoch durch dieses überhöhte Pflichtbewusstsein gestresst fühlen, dann solltest du etwas ändern. Fleiß und Engagement kann nämlich auch zur Erschöpfung führen. Niemand kann immer. Erstelle eine Liste mit allem, was du zukünftig delegieren möchtest. Schreibe auf jeden Fall dazu, was du dafür brauchst. Welche Kosten kommen auf dich zu? Wer kann dir helfen? Manchmal sind es ganz einfache Tricks. Wenn du z. B. ein Kindergartenkind hast, kannst du dich mit einer anderen Mutter absprechen. Vielleicht kann sie dein Kind auf dem Rückweg bei dir absetzen? Verabredet eure Kinder gegenseitig zum Spielen. So habt ihr beide einen freien Nachmittag. Wenn du einen Hund hast und deine Nachbarin auch, könnt ihr euch beim Gassi gehen abwechseln. So gelingt es dir, Freiräume für dich zu schaffen.

Dein Strategiepapier sollte sich wie eine Timeline lesen lassen. Notiere dir, was du outsourcen willst. Unter jeden Punkt schreibst du, wer ihn übernehmen kann, was es kostet und wann du spätestens von der betreffenden Aufgabe befreit bist. Du musst nicht alles sofort schaffen. Lass dir Zeit, dich an die neuen Situationen zu gewöhnen. Loslassen will gelernt sein. Und sei vor allem nicht allzu kritisch. Wenn du deinen Partner oder deine Teenager dazu bringst, die Fenster zu putzen, werden sie vielleicht nicht perfekt sauber. Aber du gewinnst eine perfekte Einheit freier Zeit.

Grenzen setzen, aber richtig

„Nein“ ist ein Wort, um das manche Menschen ganze Romane erfinden können. Dabei sind diese fünf Buchstaben einfach zu verstehen. Wenn du etwas nicht willst, dann lässt du es bleiben. Viele Frauen leiden darunter, dass sie sich umgarnen lassen. Sie werden weich und bekommen ein schlechtes Gewissen, wenn sie eine Grenze zeigen. Irgendwann haben die anderen sie so mürbe geredet, dass sie ihre Position verlassen. Der Chef fragt nach Überstunden. Während für die männlichen Kollegen schon vollkommen klar ist, dass sie das Fußballspiel am Abend nicht verpassen dürfen, sitzt die Kollegin bis Mitternacht über den Papieren. Teenager wollen zur Party gefahren werden und obwohl die Mutter keine Zeit hat, bringt sie ihre Sprösslinge doch zum gewünschten Ort. Ein anfängliches „Nein“ wird leider schnell zu einem genervten und unwilligen „Ja“. Warum ist das so? Der wohl wichtigste Grund ist, dass niemand seine Umgebung gern verärgert. Zudem möchten wir beliebt sein. Frauen sind gern gute Kolleginnen, freundliche Vorgesetzte, liebevolle Mütter und perfekte Partnerinnen. Wir stellen uns einer Aufgabe, der wir nicht gewachsen sein können, um anderen zu gefallen. Konflikte sind anstrengend. Wenn dann unser „Nein“ zu einem „Ja“ für die anderen wurde und wir mit unserer Erschöpfung abends müde auf der Couch hängen, bereuen wir, unsere Grenzen überschritten zu haben. Das ist inkonsequent, aber wir sind manchmal nicht bereit, aus unseren Fehlern zu lernen.

Grenzen sind nicht nur menschlich, sie sind auch gut. Nur innerhalb von Grenzen können wir uns entfalten. Seine Grenzen zu kennen bedeutet auch, dem anderen näher zu kommen. Grenzen zu zeigen ist eine ganz besondere Form des Vertrauens.

Mach dir deine Grenzen bewusst, damit du sie vertreten kannst. Wie viel Ruhe und Entspannung brauchst du pro Tag? Wie viele Ausnahmen verträgst du? Kommuniziere klar und deutlich, wenn du etwas nicht willst. Wer nach einer Begründung oder einer Rechtfertigung fragt, verhält sich nicht respektvoll. „Warum kannst du das nicht für mich machen?“ „Weil ich es nicht will.“ Rechtfertige und erkläre dich nicht. Das hast du nicht nötig.

Achtsamkeit hilft, Zeit zu sparen

Achtsamkeit bedeutet, dass du deine Wahrnehmung so wachhältst, dass du möglichst viel von dem mitbekommst, was auf dich einströmt. Dabei kannst du dich entscheiden, welche Eindrücke und Sinneswahrnehmungen du bevorzugen willst.

Achtsamkeit ist anstrengend. Sich zu konzentrieren und im Hier und Jetzt zu bleiben, erfordert Übung. Achtsamkeit im Alltag kannst du dir Schritt für Schritt angewöhnen, indem du zunächst mit einer kleinen Atemübung beginnst. Nimm dir vor, morgens, mittags und abends 10 Atemzüge lang an nichts zu denken. Das hört sich sehr kurz an, aber die Zeit kann lang werden, wenn du nicht an einen achtsamen Umgang mit dir selbst gewöhnt bist. Begib dich hierfür in einen Raum, der gut gelüftet ist. Setze dich gerade auf einen Stuhl. Wenn du eine vollkommene Anfängerin bist, kannst du dich bequem auf eine Coach oder ein Bett legen. Profis entspannen jedoch meist im Sitzen. Atme jetzt durch die Nase ein und durch den Mund wieder aus. Nimm nur wahr, wie du die frische Luft durch die Nase in deinen Körper einströmen lässt. Dann nimmst du wahr, wie du die verbrauchte Luft durch den Mund aus deinem Körper hinausfließen lässt.

Du kannst dir die einströmende Luft zum Beispiel als ein helles Licht und die ausströmende Luft als dunklen Ruß vorstellen, der hinausgeatmet werden muss. Diese kleine Übung solltest du in deinen Alltag integrieren. Selbst wenn du in einer anstrengenden Situation bist, musst du atmen. Du nimmst es nur nicht wahr. Das ist schade, denn du gibst damit den Kontakt zu dir selbst auf. Gerade Frauen neigen leider immer noch dazu, sich mehr um andere Menschen zu kümmern als um sich selbst. Es ist gut, wenn du dich selbst wahrnimmst. Wenn du an dir vorbei lebst, wird dich das auf Dauer nicht glücklich machen. Es besteht sogar das Risiko einer schweren Erkrankung. Also denk an dich. Du bist es wert.

Werde ein bisschen wie ein Kind. Ein Kind nimmt den Regenwurm im Gras wahr. Es sieht die Formen der Wolken und hört Geräusche, die uns Erwachsenen entgehen. Achtsamkeit bedeutet, im Hier und Jetzt die Umgebung und sich selbst zu erfassen, statt sich mit der Ratio in der Vergangenheit oder der Zukunft zu verlieren. Achtsamkeit ist immer nur bezogen auf die gelebte und erfahrene Gegenwart. Erinnere dich daran, was du als Kind gern gemacht hast. In welche Tätigkeiten konntest du versinken? Ausmalbilder, Bastelarbeiten oder Musizieren können deine Achtsamkeit dadurch schulen, dass sie dich davon abhalten, zu viel zu denken und zu grübeln. Hin und wieder müssen die Gedanken still sein, um neue Eindrücke entspannt wahrzunehmen.

Achtsamkeit hat zwei große Vorteile. Der erste Vorteil liegt darin, dass ein konzentrierter Geist bessere Leistung bringen kann. Der zweite Vorteil liegt darin, dass du in diesen wenigen Momenten der Achtsamkeit ganz bei dir bist und dich selbst, deinen Körper sowie deinen Geist wahrnimmst. So wirst du sensibler für die Antwort auf die Frage, was dir guttut und was nicht.

Wenn du dich näher mit dem Thema Achtsamkeit auseinandersetzen willst, schau dir das MBSR-Prinzip von John Kabat Zinn näher an. Der Molekularbiologe hat eine Methode entwickelt, mit der Stress kontinuierlich reduziert und dabei Achtsamkeit konsequent verstärkt werden kann. Es gibt viele Videos, Bücher und sogar Kurse, die dabei helfen können, Achtsamkeit zu lernen. Gerade Ungeübte brauchen oft eine intensive Anleitung, um die Achtsamkeit wieder zu lernen, die sie als Kind hatten.

Rituale entspannen den Alltag

Wir modernen Menschen lieben es, Abwechslung zu erleben. Auf Eintönigkeit setzen wir in der Regel nicht. Unter Umständen führt der Wunsch nach Neuem dazu, dass wir viel zu schnell das Bewährte über den Haufen werfen, um uns Experimenten zuzuwenden. Unsere Vorfahren wussten noch um den Wert von Ritualen. Immer wiederkehrende Handlungen sind wichtig, um sich inneren Werten zuzuwenden. Die Tatsache, dass die meisten Familien zu Heiligabend unterm Weihnachtsbaum verbringen und Geschenke austauschen, ist ein solches Ritual. Schaffe dir deine eigene Rituale. Wie wäre es z. B. mit einem wöchentlichen Wellness Abend? Was hältst du von einem Frühstück im Bett an einem der vier Sonntage im Monat? Du kannst es auch zum Ritual machen, morgens besonders gut und nährstoffreich zu frühstücken. Rituale dienen dazu, dir dazu dir eine kleine Auszeit von der Hektik des Alltags zu verschaffen. Rituale schaffen Ruhe und Sicherheit. Nimm deine Kladde zur Hand und entwickle zwei oder drei Rituale, die du wöchentlich oder monatlich umsetzen willst. Erlaube dir zu träumen. Wenn du deine Rituale entwickelt hast, lehne dich zurück und stell dir vor, wie du dich im Verlauf dieser Handlungen und Erlebnisse fühlst. Gib deinen Ritualen jetzt einen festen Platz in deinem Kalender.

Verwechsle Rituale nicht mit Gewohnheiten. Rituale haben immer mit Achtsamkeit, Wertschätzung und Hingabe zu tun.

Denk an dich

Mit Themen wie Achtsamkeit oder Ritualen wendest du dich wichtigen Themen deines Lebens zu. Achte darauf, dass du dich nicht verlierst. Viele Frauen wissen, was ihrem Partner fehlt und womit sie ihren Kindern eine Freude machen können. Wir kennen die Bedürfnisse der Verwandtschaft und die Wünsche von Freunden und Bekannten. Empathie und Rücksicht sind definitiv Stärken der meisten Frauen. Die Stärke, sich in einen Menschen einzufühlen und zu erkennen, was ihn erfreut und was ihn belastet, solltest du auch für dich selbst anwenden. Weißt du, was du dir am meisten wünschst? Kennst du deine Bedürfnisse? Denke einen Moment darüber nach, was du dir wünschst und was dich belastet. Mach dir bewusst, wovon du träumst. Beginne langsam damit, nimm dich und das, was wichtig für dein Glück ist, wahr. Das gilt auf beruflicher und privater Ebene gleichermaßen. Zeige Mitgefühl mit dir selbst und beende deine Versuche, dich hinter anderen zu verstecken. Du bist der großartigste und interessanteste Mensch, der dir je begegnet ist.

Deine Zeit für deine Lieben

Geht es dir manchmal so wie vielen Frauen, die neben der Berufstätigkeit ein glückliches Familienleben haben? Kennst du das Gefühl, es niemandem Recht machen zu können und immer nur Kompromisse anzubieten? Dann bist du in der guten Gesellschaft mit vielen anderen. Deine Kinder und dein Partner brauchen keinen rundum Babysitter. Sie brauchen dich ausgeruht als Gegenüber, das in der Lage ist, ihnen zuzuhören und schöne Dinge mit ihnen zu erleben. Mach dir also keine Gedanken, wenn du für deine Kinder nur eine Stunde Zeit am Tag hast. Wenn du in dieser Zeit nicht fernsiehst und dein Smartphone weglegst, um dich mit deinen Kindern intensiv zu unterhalten, dann hat diese Stunde einen sehr hohen Wert für euer Verhältnis zueinander. Zuwendung wird nicht an der Menge der Zeit gemessen, sondern an der Intensität der Zeit. Besonders leicht gelingt dir die Bindung zu deinen Angehörigen, wenn du an Ritualen arbeitest. Du kannst sie in die Planung mit einbeziehen. So erfährst du auch gleich, was deinem Partner oder deinen Kindern wichtig ist. Auch mit Freunden kannst du Regelmäßigkeiten aufstellen, die ihr gemeinsam genießen könnt. Auf diese Art bietest du Sicherheit und Stabilität.

Deine Strategie für Lebensfreude und Lebensqualität

Hast du eine Vision? Das ist perfekt. Erstelle eine Collage, die alles zeigt, was mit deinem Ziel in einem direkten Zusammenhang steht. Du kannst hierfür Bilder aus Zeitschriften ausschneiden oder aus dem Internet ausdrucken. Diese Bilder klebst du dann auf ein großes Blatt oder auf Fotokarton und hängst es an einen Ort, an dem du es jeden Tag sehen kannst. Der Begriff dafür ist Moodboard oder auch Visionboard. Es dient dazu, dass du dir vor Augen hältst, was du erreichen willst. So fällt es dir leichter, Ablenkungen zu ignorieren und dich auf dein Ziel zu konzentrieren.

Der entspannte Start in den perfekten Tag

Wenn du der Auffassung bist, dass die Morgenstunden besonders wichtig für dich sind, solltest du unbedingt darauf achten, dir den optimalen Start zu gönnen. Stress und Hektik werden in Zukunft der Vergangenheit angehören. Stell dir den Wecker so, dass du vor deinen Lieben geweckt wirst. Klopfen an der Tür, lautes Rumpeln in der Küche oder die Toilettenspülung im Bad sind kein guter Anfang für den Tag. Nimm dir deine Kladde und das Getränk, das du gerne magst, und setzt dich gemütlich an einen Tisch. Erstelle dir den Plan für deinen Tag. Wenn du morgens damit beginnst, darüber zu entscheiden, was du tun und lassen willst, kannst du dich selbstbestimmt fühlen. Das gibt dir eine gute Portion Freiheit. Wenn dein Tagesplan fertig ist, kannst du dich deinen morgendlichen Pflichten zuwenden. Bevor du dich entscheidest, das Frühstück für die Familie zuzubereiten, solltest du jedoch noch deine Atemübungen zur Achtsamkeit durchführen. Du wirst schnell wahrnehmen, dass Achtsamkeit dir Kraft für einen ganzen Tag verleihen kann. Für den Weg zur Arbeit plane bitte mehr Zeit ein, als notwendig ist. Stress und Zeitnot belasten den Kreislauf und vor allem auch die Psyche. Gönn dir Gemächlichkeit. Wenn du deine Kinder zum Kindergarten oder zur Schule fahren musst und es wirklich an niemanden delegieren kannst, wende auch hier das Gebot der Rechtzeitigkeit an. Fordere deine Kinder auf, ihre Sachen für den nächsten Tag schon abends in die Nähe der Wohnungstür zu stellen. Berufstätige Mütter, die morgens nach Turnbeuteln suchen und Tupperdosen aus Ranzen kramen müssen, haben definitiv schlechtere Startchancen als ihre ausgeruhten Kollegen im Büro. Forscher streiten sich darüber, ob ein ausgiebiges Frühstück oder ein bescheidenes Frühstück gesünder ist. Entscheide du für dich selbst, was du brauchst. Ein Müsli mit frischen Beeren und Nüssen gibt dir Power und Energie für die nächsten Stunden. Auch ein frisches Brötchen mit Schokoaufstrich, der deine Seele streichelt, kann das richtige Frühstück sein. Allerdings solltest du unbedingt auf eine ausreichende Vitamin- und Mineralstoffzufuhr achten. Ein kleiner Obstsalat oder eine Gemüsebox, die du auch zum Arbeitsplatz mitnehmen kannst, sind gute Vitaminlieferanten für die Zeit vor der Mittagspause.

Das kleine Zeitresümee

Zeit ist der Raum, der uns zur Verfügung steht, um unsere eigenen Vorstellungen umzusetzen. In diesem Satz ist alles ausgedrückt, was zum Thema Zeit elementar wichtig ist. Zeit ist sehr kostbar und sollte demnach achtsam wahrgenommen werden. Dabei vergeht die Zeit weniger schnell, wenn Ruhe und Entspannung die Grundhaltungen sind. Zahlreiche Methoden und Techniken helfen dabei, Stress zu vermeiden und die Zeit sinnvoll zu planen. Wenn du beginnst, deine Zeit zu planen, solltest du dich nicht unter Leistungsdruck setzen. Ein tägliches Training mit kleinen Schritten ist wirkungsvoll und bringt sehr schnell Erfolge, die sich nach einer Weile im Alltag manifestieren.

Teil 2

Der Fokus – Energie auf den Punkt gebracht

Es ist Zeitverschwendung, etwas Mittelmäßiges zu machen.

- Madonna –

Fokussieren - aber wie?

Um deine Ziele zu erreichen, solltest du dich darauf fokussieren. Viele Menschen verlieren ihre Ziele aus den Augen und wundern sich, warum sie ihre Ziele nicht erreichen. Gib acht, dass du nicht zu dieser Gruppe gehörst. Wenn du fokussiert bist, hast du gute Voraussetzungen, um erfolgreich zu sein. Es ist kein Geheimnis, das eine allgemeine Empfehlung lautet: „Richte deinen Fokus auf das, was du im Leben erreichen möchtest". Obwohl dies eben kein Geheimnis ist, gelingt es aber vielen Menschen nicht, diese Ziele zu verwirklichen. Aber woran liegt das? Die meisten Menschen beschäftigen sich mit den unwichtigen Dingen in ihrem Leben. Sie lassen sich mit Arbeit überhäufen, die oft weder wichtig noch dringend ist. Das stresst sie und es bleibt keine Zeit für die eigenen Ziele. Wenn es dir gelingt, die Unterscheidung in wichtig und unwichtig bzw. nötig und unnötig wahrzunehmen, dann bist du auf dem richtigen Weg. Ein Meilenstein auf diesem Weg ist das Erlernen der Fähigkeit, „Nein“ zu sagen. Wenn es dir gelingt, zu erkennen, welche Tätigkeiten dich von deinem Fokus auf dein Ziel ablenken, dann ist der nächste Schritt, auf diese Dinge zu verzichten. Diese beiden Punkte in der Kombination zu erkennen und fokussiert zu handeln, ist die größte Herausforderung für die meisten von uns. Denk allein daran, wie schwer es ist, Freunden, Kollegen oder Verwandten einen Wunsch abzuschlagen. Zu lernen, ohne Schuldgefühle „Nein“ zu sagen, ist gerade in diesem Umfeld schwer, aber besonders wichtig. Wenn es z. B. dein Ziel ist, in fünf Jahren vom Passiveinkommen deiner bis dahin veröffentlichten E-Books zu leben, dann darfst du dich nicht vom Schreiben abhalten lassen. Ob es dir gelingt, hängt ganz wesentlich von deiner Fähigkeit ab, dich zu fokussieren. Insbesondere bei Zielen, die nicht in kurzer Zeit realisierbar sind, hilft es dir, wenn du deinen Fokus darauf nicht verlierst. Vielen Menschen fehlt es entweder am Ziel oder an der Ausdauer, dieses erreichen zu wollen. Das Ergebnis ist, dass sie mehr durch ihr Leben taumeln, als das sie geradlinig hindurchgehen. Umgekehrt haben diejenigen Erfolg, die für sich interessante und ambitionierte Ziele definiert haben. Allein aufgrund der Herausforderung, die mit diesen Zielen verbunden sind, fokussieren sie sich automatisch darauf. Ein einfaches und dennoch wirksames Mittel ist es, sich seine wichtigsten Ziele aufzuschreiben. Der nächste Schritt sollte dann möglichst sein, diese Notizen auch kontinuierlich, am besten täglich, präsent zu haben. Lege oder hefte dir beispielsweise einen Zettel im Bad an eine gut sichtbare Stelle, damit du jeden Morgen an deine Ziele erinnert wirst und deinen Fokus nicht verlierst. Bei der Fokussierung auf die eigenen Ziele ist es hilfreich, wenn du mit positiven Gedanken an die Aufgaben herangehst. Natürlich wird es auch Tage geben, an denen du Zweifel hast, ob du dein Ziel erreichen kannst. Dann kannst du dir selbst helfen, indem du kleine Schritte gehst. Das heißt, in unserem Beispiel, wenn du ein Kapitel fertiggestellt hast oder, wenn du kurz davor bist, dein neues Buch im Selbstverlag zu veröffentlichen. Jeder Schritt auf dem Weg zum großen Ziel ist ein Schritt in die richtige Richtung. Wenn es dir gelingt, dich positiv zu fokussieren, ist es leichter, deine Ziele zu erreichen. Umgekehrt bedeuten negative Gedanken ein Risiko und eine Gefahr für die Fokussierung. Sie können dazu führen, dass du dich möglicherweise selbst ablenken wirst, um diese Gedanken zu vertreiben. Dies führt dann wiederum dazu, dass dein Fokus verloren geht. Um dies zu vermeiden, kannst du dich selbst dazu erziehen, bei negativen Gedanken etwas zu tun, um dich wachsam werden zu lassen. Gerade Frauen fällt es scheinbar häufig schwer, sich auf ihr Ziel zu fokussieren. Das liegt dran, dass manche Frauen andere Prioritäten setzen als ihre männlichen Artgenossen. Aufgrund gesellschaftlicher Prägungen sind sie häufig stärker um das Wohl der anderen besorgt als um ihr eigenes. Beobachte dich und deinen Umgang mit deinen Prioritäten. Was führt immer wieder dazu, dass du dein Ziel aus den Augen verlierst? Wenn du weißt, welche Faktoren deinen Fokus verschieben, kannst du dir etwas suchen, um korrigierend zu wirken. So könntest du zum Beispiel eine kleine Atemübung durchführen, bevor du jemandem eine Zusage machst. Um dich auf ein Ziel dauerhaft leichter fokussieren zu können, hilft es, wenn du dir deiner Stärken bewusst bist. Wenn du nicht täglich gegen deine Schwächen ankämpfen musst, hast du es selbstverständlich leicht. Du kannst den Schwung, den du aufgrund deines Talentes und deiner Fähigkeiten hast, nutzen, um deinem Ziel näher zu kommen. Genauso wichtig ist, dass du beachtest, nur ein großes Ziel vor Augen zu haben. Gleichzeitig an mehreren größeren Zielen zu arbeiten, birgt in sich die Gefahr, dass du zwar an vielen Baustellen tätig bist, sich die Ziele aber möglicherweise gegenseitig behindern. Auf jeden Fall würdest du deinen Fokus schwächen, da du deine Energie in jeder Situation nur einmal anwenden kannst.

Fokuskiller

Was genau verhindert es, dass du dich fokussierst? Vielleicht ist einer der unten aufgeführten Faktoren auch in deinem Leben ein Hindernis. Geh selbstkritisch mit dir um, um herauszufinden, wo du Veränderungen vornehmen musst.

Perfektionismus

Über Perfektionismus hast du schon im ersten Kapitel dieses Buches gelesen. Es gibt Ausprägungen von Perfektionismus, die die Betroffene nicht allein in den Griff bekommt. Beratungsstellen für Frauen oder auch Therapeutinnen können hier helfen. Wenn Perfektionismus vorliegt, ist die Work-Life-Balance für Frauen stark gefährdet.

Imposter-Syndrom und Dunning-Kruger-Effekt

Im Zeitmanagement für Frauen spielen psychologische Zusammenhänge eine wichtige Rolle. Wir hatten es in der Vergangenheit nicht leicht. Aus Zwängen und Klischees haben sich Verhaltensweisen entwickelt, die nicht immer gesund sind. Das Imposter-Syndrom gehört dazu. Hierbei handelt es sich um die Unfähigkeit, sich selbst etwas zuzutrauen. Das steht natürlich dem Fokussieren im Weg. Auf der anderen Seite der problematischen Haltungen steht der Dunning-Kruger-Effekt. Hierbei handelt es sich um die Fehleinschätzung der eigenen Leistungsfähigkeit. Die betroffene Person traut sich einfach alles zu und hat keinerlei realistische Einschätzung ihrer Kompetenzen. Sie schätzen sich selbst zu kompetent ein und andere zu wenig leistungsstark. Das hat zur Folge, dass sie sich zu viel aufladen und meinen, alles selbst machen zu müssen.

SWOT? So what!

SWOT ist ein Wort aus der Personalarbeit. Hier geht es um die Analyse der eigenen Stärken und Schwächen. Erst, wenn jemand seine Schwächen kennt, kann er gelassen auf die anstehenden Aufgaben zugehen. Erkenne deine Schwächen und akzeptiere sie. Sich seiner Schwächen nicht bewusst zu sein oder sie zu verdrängen, kostet viel Kraft und sorgt für Fehler. Mit Ehrlichkeit zu dir selbst kommst du weiter.

Strategien für einen klaren Fokus

Um den Fokus auf das Wesentliche zu richten, haben berühmte Männer Methoden entwickelt, die sich sehr leicht von jedem umsetzen lassen. Das Wichtigste ist dabei, am Ball zu bleiben. Bei jeder Technik, die deiner Optimierung dienen soll, ist Beständigkeit die wichtigste Voraussetzung. Lass dich also nicht entmutigen, wenn es nicht sofort funktioniert und wenn es Rückschritte gibt. Das gehört zu jedem Training und zeigt nur, dass etwas in Bewegung gekommen ist.

Die folgenden drei Methoden sind sehr bekannt und können leicht in den Alltag integriert werden.

Das 5/25 Prinzip von Warren Buffet

Buffet hat eine ganz simple Empfehlung. Schreibe 25 Dinge auf, die du in naher Zukunft erledigen willst. Dann sortierst du die fünf, die besonders wichtig sind und markierst sie. Jetzt werden alle anderen außer Acht gelassen. Denk nicht mehr an sie und erledige die fünf Prioritäten. So bleibst du davon verschont, ständig mit deinen Gedanken auf verschiedenen Hochzeiten zu tanzen.

Die SMART Methode

Diese Methode ist schon sehr alt und kommt in nahezu allen wirtschaftlichen Feldern vor, in denen Ziele erreicht werden sollen. Sie besagt, dass ein Ziel die folgenden Bedingungen erfüllen muss:

Spezifisch

Das Ziel sollte so klar und eindeutig wie möglich definiert sein. Du fährst also nicht im nächsten Jahr in den Urlaub, sondern im August an die Küste Südfrankreichs.

Messbar

Der Erfolg soll eindeutig messbar sein. Das bedeutet, du willst nicht deinen Umsatz erhöhen, sondern ganz konkret ein Wachstum von 10 Prozent erzielen.

Attraktiv

Das Ziel muss reizvoll sein. Wenn dich ein bepflanzter Vorgarten nicht interessiert, wirst du ihn nicht zum Ziel nehmen können.

Realistisch

Ein Ziel muss realistisch sein. Millionärin werden ist für die meisten Frauen unrealistisch. Eine ansehnliche Rücklage zu bilden könnte möglich sein. Das ist dann der Schritt zur ersten Million.

Terminierbar

Jeder Fokus braucht eine Deadline. Es lohnt sich nicht, einfach zu starten und zu sehen, wann man fertig ist. Um dich selbst dazu zu zwingen, den Fokus stabil zu halten, solltest du dir immer einen Zeitpunkt auswählen, an dem du deine Aufgabe erledigt haben willst.

Die Ivy Lee Methode

Die Ivy Lee Methode hat ihre großen Stärken in ihrer hohen Wirksamkeit. Wähle sechs Aufgaben für den Tag aus, der vor dir liegt. Ordne sie nach Wichtigkeit. So findest du die Prioritäten heraus. Dann erledigst du die erste (wichtigste) Aufgabe. Im Anschluss sortierst du die Prioritäten neu. Erledige die Aufgabe, die jetzt oben steht. Sortiere die Prioritäten neu usw. So verfährst du, bis nur noch eine letzte Aufgabe übrig ist. Die erledigst du nun und hast dein Tagewerk geschafft, ohne dich ablenken zu lassen.

Visionen schaffen klare Bilder

Wenn du etwas in den Fokus nehmen willst, dann mach dir ein möglichst klares Bild. Träume nicht, sondern bau dir eine Vision. Stell dir dein Ziel nicht nur vor deinem inneren Auge vor, sondern erstelle eine Collage oder eine schriftliche Definition. Je besser du die Details deiner Ziele kennst, umso leichter gelingt es dir, dich zu fokussieren.

Eisenhower und der Fokus

Der ehemalige amerikanische Präsident Eisenhower hat ein eigenes System der Prioritätensetzung genutzt. Er hat für die Einteilung der Aufgaben vier Kategorien bestimmt.

Dabei prüft er zwei Eigenschaften. Er fragt nach der Wichtigkeit und der Dringlichkeit einer Aufgabe. So entstehen die folgenden Kategorien:

- wichtig und dringlich
- wichtig, aber nicht dringlich
- nicht wichtig, aber dringlich
- nicht wichtig und nicht dringlich

Wichtig ist für Eisenhower, dass eine Aufgabe zielführend ist. Dringlich bedeutet für ihn, dass sie ihre Bedeutung verliert, wenn sie aufgeschoben wird. Wie oben angegeben werden die Aufgaben nach und nach abgearbeitet. Teste die Methode für dich. Markiere alle Aufgaben auf deiner Liste mit einem grünen Punkt für „wichtig" und einem blauen Punkt für „dringlich". So erhältst du den Überblick darüber, in welcher Reihenfolge die Aufgaben erledigt werden sollten.

Ziele sortieren

Dieses Kapitel handelt vom Fokus. Es ist also klar, dass es maximal um ein berufliches und ein privates Ziel gleichzeitig gehen kann, um den Fokus zu halten. Wenn noch weitere Ziele und Visionen vorhanden sind, sortiere sie nach Bedeutung. Erstelle eine Liste und lege sie weg. Wenn du das erste Ziel erreicht hast, kannst du die Liste hervorholen, um dir das nächste Ziel zu suchen.

Kontrolle macht Gewinnerinnen

Mach dich nicht zum Spielball für dein Leben. Plane möglichst detailliert, wofür du deine Zeit, dein Geld und deine Kraft einsetzen willst. Du brauchst die absolute Kontrolle über alles, was dir gehört. Das stärkt übrigens auch das Selbstbewusstsein und hilft dir, an dich und deinen Erfolg zu glauben.

Das richtige Mindset

Erfolgsmanagement für Frauen scheitert nicht selten daran, dass Frauen eine negative Einstellung zu ihrem Erfolg haben. Arbeite mit Affirmationen. *„Ich komme meinem Erfolg täglich einen Schritt näher"*, ist ein gutes Beispiel. So kannst du deinen inneren Zweifler beruhigen und der Fokus gelingt dir besser.

Ein negativer Glaubenssatz könnte zum Beispiel sein: *„Dafür fehlt mir die Erfahrung."* Wandle ihn um in: *„Ich freue mich, neue Erfahrungen zu sammeln."* Das bedeutet, du verwandelst das Defizit in eine positive Handlung. *„Ich habe zu wenig Geld für Marketing."* Der positive

Glaubenssatz lautet in diesem Fall: *„Ich werde mit meiner Power und meinem Wissen ein preiswertes Marketing erfolgreich betreiben."*

Entschlossenheit ist eine Tugend

Manchmal muss man sich zusammenreißen, die Augen zumachen und einfach den nächsten Schritt gehen. *„Eat the frog, get work done"* ist der Name eines Phänomens, das genau diese Zusammenhänge betrachtet. Hier geht es darum, dass du begreifen musst, dass du mit Zögern und Grübeln nicht weiterkommst. Die oben erwähnte Kontrolle über dich und deine Ressourcen behältst du nur, wenn du zügig und eindeutig durchführst, was notwendig ist.

Entschlossenheit ist die Fähigkeit, Entscheidungen zu treffen. Führe hierzu ein Entscheidungsprotokoll durch. Schreibe alle Vorteile und Nachteile auf, die die verschiedenen Möglichkeiten bieten. So kannst du schnell sehen, welche Alternative die richtige ist. Wähle die Entscheidung mit den meisten Vorteilen. Die Nachteile nimmst du billigend in Kauf, jede Medaille hat zwei Seiten.

Der Nachteil der Entschlossenheit kann sein, dass sich einige Entscheidungen später als falsch herausstellen. Jetzt kommt es auf die Fähigkeit an, mit Niederlagen umzugehen. Jede erfolgreiche Frau sollte sich mit der Kunst des Scheiterns befassen. Wer kennt nicht den Spruch mit der Krone, die nach dem Sturz wieder gerichtet werden muss? Such dir einen positiven Glaubenssatz zum Thema Scheitern und hänge ihn in deiner Wohnung an einem gut sichtbaren Ort auf. Scheitern ist zwar schwerer, als Erfolg zu haben, doch Scheitern können ist eine wichtige Voraussetzung für Erfolg. Dein Glaubenssatz könnte lauten: „Jedes Scheitern bereichert meinen Weg zum Erfolg mit wichtigen Erfahrungen.“

Das kleine Fokus-Resümee

Die Zusammenfassung dieses Kapitel ist ganz einfach. Bleibe in deinem Fokus und behalte die Kontrolle. Fokussieren ist das Ergebnis von hervorragender Konzentration. Halte dir vor Augen, was dein Ziel ist und behalte deine Ressourcen im Auge. Wenn du meinst, dass du dich nicht gut fokussieren kannst, such doch mal einen

Coach oder eine Beratungsstelle auf. Oft können Experten noch Hinweise bieten, auf die du selbst nicht gekommen wärst.

Teil 3

Die Konzentration – ein Werkzeug für Erfolg

Nicht über den Augenblick soll man hinausdenken; aber in jedem einzelnen Moment soll man die Kraft zusammennehmen.

- Bettina von Arnim -

Berufstätige Mütter und Unternehmerinnen sind auf Konzentration angewiesen. Vor allem die Doppelbelastung, die sich aus Familie und Arbeit zusammensetzt, gefährdet die Konzentration. Wer sich wirklich konzentrieren will, sollte in seiner Umgebung für Ruhe sorgen. Jede Störung behindert die Konzentration. Dabei kann ein Mensch viel effizienter arbeiten, wenn die Konzentration hoch ist. Wer sich ganz und gar auf eine Aufgabe einstellen kann, erledigt sie in der Regel schneller und mit einer geringeren Fehlerquote. Außerdem ist der Grad der Zufriedenheit höher, wenn eine Aufgabe stressfrei erledigt werden kann. Fehlende Konzentration führt in den meisten Fällen zu Zeitdruck und Unsicherheit. Wenn du meinst, Konzentration lernen zu müssen, helfen dir zuerst einmal Entspannungstechniken. Aber auch kleine Veränderungen im Alltag sind wichtig. Schließe die Tür, wenn du dich konzentrieren willst. Stell das Telefon ab und die Klingel leise. Lass dich nicht einfach weg rufen, wenn du hoch konzentriert an einer Aufgabe sitzt. Beachte, dass du dich immer nur mit einer einzigen Angelegenheit befassen kannst. Vergiss nicht: Die multikompatible Frau ist ein Märchen.

Was genau ist eigentlich Konzentration?

Konzentration bedeutet, dass sich alle zur Verfügung stehenden Energien in einem einzigen Punkt in der Mitte zusammenfinden. Das bedeutet, du konzentrierst dich auf genau die Handlung, die du gerade vor dir siehst. Hast du schon einmal etwas von aktiver Meditation gehört? Sie eignet sich sehr gut, um Konzentration zu erlernen und zu trainieren. Eine ganz klassische aktive Meditation stammt aus der buddhistischen Kultur. Die Mönche bereiten ihre traditionelle Reissuppe als rituelle

Handlung zu. Du solltest einmal testen, ob das eine Art ist, mit der auch du zur Ruhe und in deine Mitte finden kannst. Hierfür besorgst du dir ein Bund Suppengemüse bzw. Suppengrün und zerkleinerst dieses. Meist hast du eine Möhre, Lauch, ein Stück Sellerie und Petersilie in deinem Bund. Während du das Gemüse putzt und in kleine Würfel schneidest, musst du an nichts anderes denken als an das, was du gerade machst. Ich schäle eine Möhre. Ich schneide eine Stange Lauch in Scheiben. Das liest sich wahrscheinlich komisch, ist aber eine ganz großartige Möglichkeit, um Ruhe und Entspannung zu finden. Übertrage diese Erfahrungen auf andere Lebensbereiche. Das bedeutet, du machst nichts mehr „nebenher". Das, was du gerade machen willst, handelst du ja, weil es dir etwas bedeutet. Wie kann jemand sich auf eine Priorität einlassen mit fehlender Konzentration? Das weinende Kind auf dem Schoß zu wiegen und dabei zu telefonieren, ist letztlich für niemanden befriedigend. Handle diese Dinge nacheinander. Telefoniere mit deiner Freundin und genieß die Unterhaltung. Nimm dein Kind auf den Schoß, nachdem das Telefonat beendet ist. Das geht natürlich auch in umgekehrter Reihenfolge. Wichtig ist nur, dass du immer einen Schritt nach dem anderen machst. Du kommst sonst schnell ins Stolpern. Wenn du im Job in einer wichtigen Aufgabe steckst, dann lass dich nicht auf irgendwelche Unterhaltung mit Kollegen ein. Dein Gehirn kann immer nur an eine Sache gleichzeitig denken. Gib ihm die Möglichkeit, sich auf das zu konzentrieren, was ansteht. Wenn du Konzentration erlernen willst, setze das Ziel auf deine Liste. Du brauchst eine tägliche kleine Übungseinheit von nur ein paar Minuten, um besonders schnell vorwärtszukommen.

Konzentrationskiller behindern die Erfolgsstrategien für Frauen

Viele Menschen leben in einem Umfeld, in dem Konzentration fast nicht möglich ist. Wie sieht es bei dir aus? Hat dein Umfeld Verständnis dafür, dass du dich von Zeit zu Zeit aus dem Geschehen zurückziehst, um hoch konzentriert an einer Aufgabe zu arbeiten? Hast du einen Raum für dich allein, in dem du dich entspannen kannst? Hast du zu Hause ausreichend Platz? Gibt es eine Tür, die du hinter dir zumachen kannst? Und wie sieht dein Arbeitsplatz aus? Arbeitest du eher in einem Taubenschlag oder in einer ungestörten Umgebung? Konzentration und Ruhe sind wichtig, damit du körperlich, geistig und seelisch gesund bleiben kannst. Ohne Konzentration beginnen deine Gedanken im Kopf irgendwann, Karussell zu fahren. Das führt zu Unsicherheit und zu Ängsten. Wenn du keine Möglichkeit hast, konzentriert deinen eigenen Gedanken nachzugehen, verlierst du Selbstsicherheit. Achte darauf, dass du beruflich und privat einen Ort hast, an dem du ungestört sein kannst, wenn du es willst. Wenn du die Konzentration verlierst, kannst du dich nicht mehr beschützen. Wer unkonzentriert ist, macht Fehler. Wenn du unkonzentriert bist, verlierst du deine eigenen Ziele schneller aus den Augen. Denk mal darüber nach: Wer hat etwas davon, dass du die Konzentration verlierst? Unkonzentrierte Menschen verletzen ihre eigenen Prinzipien und Grenzen. Sie geben schneller auf und überlassen sich Ablenkungen. Das folgende kleine Beispiel kennt wahrscheinlich jede Frau. Lisa träumt davon, sich von ihrem Mann unabhängig ein Auto zu kaufen. Sie wünscht sich Mobilität, auf die niemand außer ihr Zugriff hat. Als Mutter von zwei Teenagern geht es ihr recht gut, aber der Job ist anstrengend und aufreibend. Auf dem Weg von der Arbeit nach Hause entspannt sie sich daher gern bei einem kleinen Bummel durch die City. Hin und wieder kann sie einfach nicht an einem großartigen Pulli oder schönen Schuhen vorbeigehen.

Lisa kann es sich leisten, großzügig einzukaufen. Sie beruhigt ihre Zweifel damit, dass sie schließlich hart arbeitet. Dadurch, dass sie sich nicht auf ihr Ziel konzentriert, dauert es wohl noch eine unbestimmte Weile, bis sie ihr eigenes Auto haben wird. Die Einzelhändler freuen sich jedoch über ihren Umsatz. Fehlende Konzentration ist immer mit Verlusten verbunden. Letztlich ist es die Summe der unzähligen Möglichkeiten um uns herum, die uns daran hindert, uns zu konzentrieren. Wir leben in einer vollständigen Reizüberflutung. Inzwischen sprechen wir in den Städten sogar schon von Lichtverschmutzung, weil unaufhörlich irgendwo etwas leuchtet und blinkt. Die Ohren haben ständig zu tun. Regen, Klingel, Hupen, Hintergrundmusik, die vielen Töne, die kontinuierlich auf uns einströmen, nehmen kein Ende. Und nicht nur unsere Sinnesorgane kommen kaum noch zur Ruhe. Nie konnten Menschen sich so viel wünschen, so viel ersehnen, so viele Ziele und Träume entwickeln wie in unserer Zeit. Denk einmal zurück an deine Großmutter. Hatte sie einen Lebenstraum? Wahrscheinlich konnte sie sich diesen Traum dann im hohen Alter erfüllen. Wir dagegen erleben stets das Angebot, dass wir auf die Erfüllung unserer Wünsche nicht warten müssen. Wir sind von jeder Erfüllung nur einen Klick entfernt. Wie kommt es dann, dass wir modernen Frauen weder mega glücklich noch erfüllt sind? Fehlt uns etwas? Ja, uns fehlt die Konzentration auf das Wesentliche. Gewöhne dir an, in regelmäßigen Abständen vielleicht wöchentlich oder einmal im Monat, einen Wunsch und ein Ziel zu formulieren. An die Erfüllung des einen Grundrisses und an der Erarbeitung des einen Ziels arbeitest du nun in den folgenden Tagen konzentriert. Nimm dir nicht zu viel vor. Erstens überforderst du dich damit und zweitens wirst du deine Bedürfnisse damit nicht erfüllen können.

Konzentrationskiller Medien

In Zeitungen und Büchern und überall, wo Menschen publizieren, werden Medien teilweise als Ursache für fehlende Konzentration und viele andere Missstände der heutigen Gesellschaft gesehen. Selbstverständlich bieten Medien gerade über Smartphone, Laptop und andere Endgeräte ein hohes Maß an Abwechslung und Zerstreuung an. Es ist auch bekannt, dass es Menschen gibt, die Gewinne erzielen, weil andere zerstreut sind. Schließlich ist das der Sinn von Werbung. Mit ein bisschen Ehrlichkeit zu sich selbst kann man einen anderen Blick auf die Situation einnehmen. Verantwortung dafür, wie wir Medien nutzen, liegt ganz allein bei uns selbst. Vielleicht greifst du auf eine der bewährten Methoden zurück, um deine Konzentration wieder zu stärken. Gewöhne dir an, Medien nur in fest geplanten Zeiten zu nutzen. Schreibe in deinen Tagesplan ruhig hinein, dass du im Internet surfen willst. Auch Online-Shopping und andere Zerstreuung sind erlaubt. Setze dir aber einen festen Anfangs- und Endpunkt. Zwischendurch bleibst du offline, mit jedem deiner Endgeräte. Schließlich soll die Technik dir dienen und nicht du ihr.

Konzentrationskiller Selbstlosigkeit

Der Haushalt, Erledigungen für die Familie und viele andere Tätigkeiten bringen uns aus unserer Mitte. Wir sind viel weniger mit uns selbst befasst, wenn wir uns auf andere konzentrieren. Das ist eine gute Eigenschaft, wenn unsere Lieben und andere Mitmenschen in Not sind. Allerdings ist dieser Fall sehr selten. Der Sohn, dem wir den Turnbeutel hinterhertragen oder der Partner, der vergessen hat, sein Hemd zu bügeln, ist kein Notfall. „Ich brauche…“ oder „ich kann nicht…“ sind keine Äußerungen der Not. Selbstverständlich können wir helfen. Wir haben ja sonst nichts zu tun, oder? Leider gewöhnt sich unsere Umgebung an unsere Geduld und unsere Nachgiebigkeit. Schnell haben wir uns ein Image aufgebaut, dass ganz und gar nicht förderlich für unsere eigenen Ziele ist. Frauen reagieren auf zwei Arten auf Situationen, in denen sie anderen ihre Hilfe versagen. Entweder entwickeln sie ein schlechtes Gewissen oder sie kämpfen mit der Angst, Sympathien oder gar Liebe zu verlieren. Wir sprechen hier von emotionalem Druck. Das ist keine Kleinigkeit, sondern kann sich zu einer echten Belastung ausweiten. Frau muss lernen, sich nicht funktionalisieren zu lassen. Sie darf erwarten, um ihrer selbst willen geliebt zu werden. Liebe kann und muss man sich nicht verdienen.

Konzentrationskiller Stress

Stress entsteht, wenn der Leistungsdruck und der Zeitdruck zunehmen. Entspannungszeiten fallen aus und der Mensch kommt nicht mehr dazu, sich regelmäßig zu regenerieren. Eine Konzentrationsschwäche ist fast immer eine Folge von Überlastung. Achte darauf, dass du ausreichend Ruhe im Alltag hast. Eine Stunde ohne Belastung ist nicht zu viel verlangt. Dabei solltest du in dieser einen Stunde nicht so erschöpft sein, dass du nur noch fernsehen kannst. In deiner Ruhezeit brauchst du Kraft, um aktiv etwas zu tun, was deiner Seele richtig guttut. Hier geht es darum, zu ernten, was du gesät hast. Du kannst nicht immer nur arbeiten. Deine Arbeit muss einen Sinn erfüllen. Feierabend beinhaltet das Wort „feiern". Das ist die Zeit, in der gefeiert wird, dass man lebt. Gewöhn dir an, nach Feierabend zu notieren, was du am betreffenden Tag alles geleistet hast. Mindestens drei Aspekte solltest du aufschreiben können. Wenn dir nichts einfällt, stellst du dein Licht wahrscheinlich unter den Scheffel. Belohne dich jeden Tag für deine Leistung. Urlaub allein reicht nicht aus. Schließlich bringst du auch nicht nur drei Wochen im Jahr Leistung. Wer jeden Tag etwas auf die Beine stellt, arbeitet und andere wichtige Tätigkeiten ausübt, der hat auch jeden Tag das das Recht auf eine kleine Oase der Wohltaten und Belohnungen. Es stellen sich sonst sehr schnell Gefühle der Sinnlosigkeit und Resignation ein. Installiere ein Belohnungssystem für dich und halte es ein. Im folgenden Kapitel wirst du einige mögliche Belohnungen kennenlernen. Vielleicht ist für dich die passende Belohnung dabei.

Strategie für mehr Konzentration

Verfalle nicht dem Irrtum, dass du deine Konzentration fördern sollst, um produktiver und effektiver zu arbeiten. Dieser Ansatz ist unmenschlich. Lerne Konzentration, weil du damit deine eigenen Ziele besser im Blick behalten kannst. Konzentriere dich immer nur für dich, niemals für andere. Such dir unter den folgenden Hacks diejenigen aus, die du umsetzen willst, um deine Konzentrationsfähigkeit zu erhalten und zu schützen.

Aufgeräumter Arbeitsplatz

Chaos auf dem Schreibtisch lenkt ab. Unter Umständen nehmen wir gar nicht wahr, dass Unordnung unsere Aufmerksamkeit bindet. Das geschieht meist unbewusst. Achte darauf, dass dein Arbeitsplatz ordentlich ist. Auf dem Schreibtisch sollte sich nichts befinden, was du nicht brauchst. Rollcontainer helfen, Ordnung zu halten. Sie schützen dich vor ungewollten, optischen Reizen.

Minimalismus

Eine kluge Regel besagt: Was nicht nötig ist, kommt weg. Achte darauf, dass du nicht zum Sammler wirst. Auch Spaß und Spiel haben nichts mit Konzentration zu tun. Achte darauf, dass du möglichst viele Dinge nutzt, die multifunktional ausgerichtet sind. So gibt es beispielsweise Kladden, die du mittels einer App mit deinem Smartphone koppeln kannst. Auf diese Art ersparst du dir viele doppelte Arbeitsschritte.

Digitale Ordnungs-Struktur

Digitalisierung endet leider oft im Chaos. Für digitale Tätigkeiten wie Mails lesen oder Statistiken beobachten, brauchst du eine zeitliche Ordnung. Erstelle einen Plan für deine digitale Präsenz.

Workflow optimieren

Der optimale Workflow verbindet alle Komponenten eines Arbeitsprozesses auf sinnvolle Art miteinander. Das hat zur Folge, dass keine Wartezeiten und kein Arbeitsstau entstehen. Stimme dich mit Kollegen und Mitarbeitern so ab, dass ihr im gleichen Takt an einer Aufgabe arbeitet. Formuliert realistische Deadlines. Hinsichtlich Kunden und Partnern gilt das gleiche Prinzip.

Fitness im Kopf

Konzentration ist davon abhängig, wie leistungsfähig dein Gehirn ist. Beachte regelmäßige Pausenzeiten und achte auch auf gesunde Ernährung. Nicht Zucker gibt dem Gehirn Kraft, sondern Nüsse, Trockenfrüchte und alle Nahrungsmittel mit gesunden Fetten (Omega 3). Außerdem spielt Hirnjogging eine bedeutende Rolle. Teste unbedingt einmal Life Kinetic. Die zugehörigen Übungen basieren auf der Annahme, dass Bewegung die Denkprozesse fördert. Körper und Hirn arbeiten also eng zusammen. Bewege dich am Arbeitsplatz. Beschreibe mit deinen Armen eine liegende Acht vor deinem Körper. Einmal mit dem linken und dann mit dem rechten Arm. Das allein fördert schon die Konzentration. Mach dich schlau, welche Übungen sonst noch empfohlen werden.

Außerdem solltest du regelmäßig Memory spielen. Auch kleine Übungen wie das Alphabet rückwärts aufzusagen zeigen große Wirkung, wenn sie regelmäßig durchgeführt werden.

Meditation als Konzentrationsschub

Forscher haben einen Zusammenhang zwischen Konzentrationsfähigkeit und regelmäßiger Meditation entdeckt. Wenn dir Meditation fremd ist, beginne mit geführten Traumreisen oder den Techniken des Bodyscans oder des Herz-Kohärenz-Trainings. Gib dir Zeit, um eine Methode zu erlernen. Schon die kleinsten Schritte zeigen Wirkung. Du musst hier nicht perfekt sein, um Erfolge zu spüren. Die wichtigste Regel ist die Regelmäßigkeit. Das gilt übrigens auch für Entspannungstechniken wie Yoga oder für die Hypnose. Übungen machen hier nicht nur den Meister, sondern bringen auch schnell Verbesserungen, wenn sie kontinuierlich durchgeführt werden. Im Internet findest du dazu zahlreiche Videos, Anleitungen und Hörbücher.

Sport

Sport ist nicht nur gesund für den Körper, sondern auch für den Geist. Laufen und Tanzen sind besonders gut geeignet, um Konzentration zu erhöhen. Ein gut trainierter Körper sorgt für einen ausgeglichenen Hormonhaushalt. Dieser ist wichtig für die geistige Fitness.

Guter Schlaf

Schlaf ist nicht nur für den Körper wichtig. Auch die Nerven und das Hirn müssen sich erholen. Nachts verarbeitet unser Geist die Eindrücke vom Tage. Wer schlecht schläft, verliert die Fähigkeit, sich zu konzentrieren. Grübeln verhindert einen gesunden Schlaf. Deshalb ist eine Entspannungsübung vor dem Zubettgehen sinnvoller als er Fernseher oder das Smartphone. 30 Minuten vor dem Schlafen sollte kein Display mehr genutzt werden. Wer Kinder hat, wird mitunter über einen längeren Zeitraum um den Schlaf gebracht. Mütter sollten daher Hilfe in Anspruch nehmen, um dem Kind zu vermitteln, wie es schlafen kann. Kleine Kinder müssen es erst lernen. Trotzdem gibt es immer wieder unruhige Nächte im Verlauf einer Mutterschaft. Lass dich vom Kindsvater unterstützen. Nachts können sich die Eltern abwechseln.

Während einer in Ruhe schlafen kann, übernimmt der andere die nächtliche Versorgung. Abwechselnd lässt sich der Stress besser verkraften. Wenn irgend möglich, sorge dafür, dass du den Schlaf nachholst. Lass den Haushalt liegen und leg dich lieber hin, wenn das Kind dir am Tag die Ruhe dafür lässt. Berufstätige Mütter können sich krankschreiben lassen, wenn das Kind krank ist. Sprich mit dem Kinderarzt, wenn dein Kind zum Beispiel wegen einer Erkrankung unruhige Nächte hat. Falsche Bescheidenheit ist hier fehl am Platz. Deine Gesundheit geht vor.

Gesunde Ernährung

Essen hat viel mit der Leistung deines Gehirns zu tun. Schwere Lebensmittel und Zucker belasten den Organismus. Denke auch an Entgiftung und überlege, ob du einen Fastentag pro Woche oder eine Fastenzeit am Tag einlegen willst. Das befreit und gibt Energie. Fast Food ist Gift für den Geist. Greife lieber zu Obst und Gemüse, wenn du zwischen den Mahlzeiten Hunger verspürst.

Spaß und Lachen

Gönn dir regelmäßig deinen Spaß. Plane Termine ein, an denen du deine Zeit unbeschwert verbringst. Lies ein paar Modezeitschriften oder geh ins Kino. Triff dich mal wieder mit Freundinnen und gönn dir einen Einkaufsbummel ohne Ziel. Einfach nur Spaß haben entlastet dich und lässt dich wieder freier atmen.

Gelassenheit

Unterscheide zwischen wichtigen und unwichtigen Problemen. Wichtig sind die Probleme, die du lösen kannst. Unwichtig ist alles, was du ohnehin nicht lösen kannst. Reg dich weniger auf, wenn etwas schief geht. Vor allem Mütter leben immer zwischen zwei Katastrophen. Bleib locker und mach dir bewusst, dass die stressigen Zeiten als Mutter schon bald vorüber sind. Die kleinen Pannen des Alltags sind einfach die Kehrseite der Medaille. Gläser, die umfallen, Topfpflanzen, die ausgebuddelt wurden und Gardinenstangen, die herunterkommen, weil das Kind Tarzan spielt, gehören einfach dazu. Ob du dich ärgerst oder nicht, die Situation ändert sich nicht.

Resilienz erlernen

Resilienz ist die Widerstandskraft, die dich dazu befähigt, in Krisen einen klaren Kopf zu behalten und sogar gestärkt aus diesen hervorzutreten. Resilienz ist erlernbar und das ist gut so. Beginne damit, dir Hilfe zu holen, wenn du nicht weiterweißt. Das ist eine der Fähigkeiten, die mit Resilienz verbunden sind. Zudem empfehle ich jeder interessierten Leserin, die Resilienz trainieren möchte, das Buch „Resilienz - Das kleine 1x1 psychischer Widerstandskraft“ von Nora Sandberg. Hier findest du Strategien und Praxistipps, die ganz einfach in den Alltag integriert werden können.

Entlastung ist oberstes Gebot

Kreativität befreit den Geist und setzt Kräfte frei, die der Konzentration dienen. Wenn du Freude daran hast, such dir ein kreatives Hobby. Malen, Basteln oder Stricken sind geeignet, den Geist zur Ruhe kommen zu lassen. Außerdem stärken die handwerklichen Ergebnisse das Selbstbewusstsein.

Das kleine Konzentrations-Resümee

Konzentration ist eine wichtige Kompetenz, um Stress zu vermeiden. Um dich gut konzentrieren zu können, solltest du in deiner Zeitplanung ganz fest verankern, dass du Raum brauchst, um dich um Körper, Geist und Seele zu kümmern. Beschränke dich auf das Wesentliche, lass dich nicht ablenken. Wenn du dich überfordert fühlst, lass dir helfen.

Schlusswort

Das Schlusswort dieses Buches markiert keinen Endpunkt. Jetzt geht es erst richtig los. Das bedeutet nicht, dass du ab jetzt zu einem Arbeitstier mutierst und den lieben langen Tag nur Methoden und Techniken anwendest, um dich und deine Leistung zu optimieren. Alles hat seine Zeit. Mach dir bewusst, dass ein Arbeitstag niemals mehr als acht Stunden haben sollte. Neben der Nachtruhe bleiben dir dann nämlich noch acht Stunden ohne Arbeit. So ist das Verhältnis ausgeglichen. Audrey Hepburn, eine sehr erfolgreiche Schauspielerin, hat einmal gesagt:

„Das Wichtigste ist, dein Leben zu genießen - glücklich zu sein - das ist alles, was zählt.“

Erfolg ist nur so lange reizvoll, wie er deinem eigenen Leben, deiner Freiheit und deinem Genuss nicht im Weg steht. Bleibe auf deinem Erfolgskurs ein Mensch, der sein Leben liebt. Du musst niemandem etwas beweisen und niemanden überholen. Dein Erfolg ist allein durch deine Erwartungen an dich selbst definiert. Er soll dein Selbstwertgefühl stärken und dich stolz machen. Achte darauf, dass du unabhängig bliebst, wenn du deine Ziele formulierst.

Ab jetzt machst du dich konzentriert auf deinen Weg zum Erfolg. Vielleicht kannst du folgende **Checkliste** nutzen, um dich Tag für Tag neu auf Erfolg auszurichten.

- Ziele klar definieren (max. zwei Ziele)
- Stärken und Schwächen ermitteln
- Störungen ausschalten
- Zeit planen
- Zeit, Geld und Kraft unter Kontrolle behalten
- Erfolge feiern!

Diese Erfolgsliste kannst du Tag für Tag noch ergänzen durch die beiden Punkte:

- Genuss erleben
- Ruhe finden

In diesem Sinne wünschen wir dir viel Erfolg und vor allem Kraft für dich und deine Ziele.

Du bist einzigartig! Sei also selbstbewusst, mutig, unabhängig, neugierig, ehrlich, vorurteilsfrei und inspirierend.

Danksagung

Liebe Leserin!

Wir von Kollektiv F hoffen sehr, dass dir die Zeitmanagerin gefallen hat und du hier viele Anregungen und Strategien gefunden hast, mit denen du weiterarbeiten kannst. Wir würden uns sehr über eine Bewertung bei Amazon freuen.

Und zu guter Letzt hier noch der Link zur Buchempfehlung um deine Resilienz im Alltag zu trainieren. Resilienz bezeichnet die psychische Widerstandskraft, Krisen zu bewältigen und aus diesen gestärkt hervorzutreten, ohne Schaden an der Seele zu nehmen. Auf Basis des 7 Säulen-Prinzips kannst du deine Resilienz trainieren, Stress bewältigen, Depressionen vorbeugen und innere Stärke aufbauen.

Viel Erfolg!

https://amzn.to/35BKFLN

Kollektiv F, wer ist das?

Kollektiv F

Bücher von Frauen für Frauen

Kollektiv F ist eine Gruppe von Frauen jeden Alters aus unterschiedlichen Lebenssituationen, die sich zur Aufgabe gemacht haben zu Themen zu schreiben die Frauen bewegen und inspirieren.

Ziel ist es, Frauen Strategien aufzuzeigen, um sich beruflich und persönlich weiterzuentwickeln.

Wir befürworten einen modernen Feminismus, der sich nicht im Kampf der Geschlechter äußert, sondern grundsätzlich keinen Widerspruch zwischen female empowerment, beauty und lifestyle, Kind und Karriere, der Selbstverständlichkeit einer gleichberechtigten Partnerschaft sowie der Gleichwertigkeit eines jeden Menschen sieht.

BONUS:
Delegieren kann frau lernen

Delegieren ist eine Fähigkeit, die erfolgreiche Menschen besitzen. Wer delegieren kann, erkennt schnell, welche Aufgaben er selbst erledigen muss und welche Aufgaben besser an andere verteilt werden.

Viele Frauen sind der Überzeugung, alles selbst machen zu müssen. Diese Auffassung führt dazu, dass sie mehr zu tun haben, als sie schaffen können. Wie du lernst, loszulassen und Aufgaben abzugeben, liest du in diesem kleinen Aufsatz über die Kunst des Delegierens.

Verschaff dir einen Überblick

Um erfolgreich delegieren zu können, muss zuerst eine klare Vorstellung von den Prioritäten vorhanden sein. Um Prioritäten zu definieren, ist es wichtig, dass du zuerst einen Überblick über alle Aufgaben erhältst, die auf der Liste stehen.

Nimm eine Kladde oder einen Notizblock zur Hand. Notiere hier alle Aufgaben, von denen du meinst, dass sie erledigt werden sollten. Du wirst schnell merken, dass es nicht möglich ist, dass du alle Aufgaben selbst ausführst. Jetzt ergibt sich die wichtigste Frage. „Was muss ich wirklich selbst erledigen?“

Teile die Aufgaben auf deiner Liste in drei Gruppen ein.

Um dir das Einteilen zu erleichtern, kannst du Textmarker oder andere farbige Stifte benutzen. Nimm einen grünen, einen roten und einen blauen Stift zur Hand. Überlege jetzt zuerst, welche der Aufgaben so eng an deine Person gebunden sind, dass niemand sie für dich erledigen kann. Zu diesen Aufgaben gehören zum Beispiel Behördengänge, Bankgeschäfte oder Arztbesuche. Diese Tätigkeiten werden mit blauer Farbe gekennzeichnet.

Im nächsten Schritt nimmst du den gelben Stift zur Hand. Hier werden alle Punkte markiert, die du delegieren kannst. Die Definition für diese Punkte lautet: Kann jemand anders erledigen, ich selbst könnte es auch. Hierzu gehören Aufgaben wie Einkaufen, das Kind vom Kindergarten holen oder auch die eigene Küche putzen.

Jetzt hast du noch eine Gruppe übrig. Die noch ausstehenden Aufgaben werden rot markiert. Hierbei handelt es sich um Tätigkeiten, die du auf keinen Fall selbst erledigen solltest. Sie würden dir nur Zeit und Kraft rauben und sind in der Regel so anspruchslos, dass sie sehr gut an andere abgegeben werden können. So musst du zum Beispiel nicht den Papierkorb aus deinem Büro leeren, wenn es ein Reinigungsunternehmen gibt, das zuständig ist. Das wäre zwar höflich, würde aber deine Arbeitszeit belasten. Es ist auch nicht notwendig, dass du einem Grundschulkind die Pausenbrote machst. Es ist zwar nett und fürsorglich, aber nicht wirklich deine Aufgabe. Es hilft dem Kind, selbstständig zu werden, wenn es solche kleinen Arbeiten allein erledigen kann.

Was du in jedem Fall immer delegieren solltest

In jedem Fall solltest du Aufgaben delegieren, die du einkaufen kannst. Damit ist jede Aufgabe gemeint, die schlechter bezahlt wird als deine Arbeit. Im Klartext heißt das, dass du die Büroreinigung an eine Reinigungskraft übertragen solltest, wenn du pro Stunde einen höheren Verdienst hast als sie. Es macht keinen Sinn, dass du eine schlecht bezahlte Aufgabe selbst ausübst. Am Ende bist du nur überlastet und erschöpft.

Es ist auch sinnlos, zwei Stunden für einen Wocheneinkauf aufzuwenden, wenn du deine Bestellung innerhalb von 15 Minuten online aufgeben kannst. Die Liefergebühr ist viel geringer als dein Stundenlohn. Rechne dir aus, war du in der jeweiligen Zeit verdienen könntest, wenn du deiner eigentlichen Arbeit nachgingst. Suche Bereiche, in denen du Freiräume für dich schaffen kannst.

Fehler, die das Delegieren erschweren

Ungenaue Aufgabenstellungen

Neben der persönlichen Einschätzung, alles besser zu können als andere, stehen einem erfolgreichen Delegieren auch methodische Schwächen im Weg. Ein Fehler, den du vermeiden kannst, sind ungenaue Beschreibungen. Wenn du eine Aufgabe delegierst, achte darauf, dass du sie so genau wie möglich erklärst. Das bedeutet, du erstellst dir eine Liste mit den Angaben

- Zeitbedarf
- Deadline und
- Inhalt der Aufgabe.

Nur so weiß dein Gegenüber, was du von ihm erwartest. In vielen Fällen hilft es auch, eine Belohnung in Aussicht zu stellen.

Ein kleines Beispiel: Du bist Kleinunternehmerin mit einer Hilfskraft, die ein paar Stunden in der Woche arbeitet. Stell dir vor, du hast so viel zu tun, dass du sie um mehr Arbeit bitten musst. Du kannst ihr für diese mehr Arbeit neben der Bezahlung einen weiteren Anreiz bieten. Viele Unternehmen arbeiten mit Kleinigkeiten wie Kinokarten, Tankgutscheinen oder anderen Verlockungen. Vergewissere dich bei deiner Hilfe, wie lange sie genau für die betreffende Aufgabe braucht und erkläre deutlich, was das Ergebnis sein soll. Unklarheiten schaffen schnell eine schlechte Stimmung. Scheue dich nicht, die Aufgabe schriftlich zu definieren und sie auch in Schriftform zu übergeben. Im Privaten sieht es nicht anders aus. Schon seit Wochen bist du länger im Büro und dein Haushalt gleicht langsam einem Chaos. Wenn möglich, bitte deine Kinder um Unterstützung. Zahle ihnen und ihren Freunden einen Kinobesuch, wenn sie sich bereit erklären, einen Großputztag für dich einzulegen.

Im Klartext: Achte darauf, dass andere einen Gewinn haben, wenn sie eine Aufgabe für dich übernehmen.

Kontrollzwang

Der zweite Fehler, den du vermeiden solltest, ist , dich ständig einzumischen. Sobald dein Gegenüber merkt, dass du ihn nicht vertraust, verliert er die Freude an der Aufgabe. Jeder hat seine ganz eigene Art, ein Ziel zu erreichen. Der Weg, den dein Gegenüber wählt, muss nicht dein Weg sein. Erlaube anderen, eine eigenständige Lösung für die betreffende Aufgabe zu finden. Das stärkt ihr Selbstbewusstsein und gibt ihnen das Gefühl, von dir wertgeschätzt zu werden. So erlangst du gleichzeitig Sympathiepunkte.

Ein Beispiel: Stell dir vor eine Nachbarin betreut dein Kleinkind, weil du dich um den Aufbau deiner neuen Firma kümmern möchtest. Dein Kind geht gern zur Nachbarin, sie hat einen ganz anderen Umgang mit dem Kleinen als du. Sofern dem Kind kein Schaden entsteht, kann sie ihre Aufgabe so erfüllen, wie sie es für richtig hält. Wenn du zu viele Vorgaben machst, wird sie sich kontrolliert und unterlegen fühlen. Wahrscheinlich sinkt damit mit ihrer Motivation, die Kinderbetreuung für dich zu übernehmen.

Das gilt auch für den beruflichen Bereich. Wenn ein Untergebener eine Aufgabe erledigt, die du ihm übertragen hast, sollte es dir egal sein, wie er es schafft, zur rechten Zeit das Ziel zu erreichen. Halte dich heraus. So hat der Mitarbeiter das Gefühl, dass seine Leistung für dich einen Wert hat. Stehe aber für Fragen zur Verfügung, denn es darf auch keine Situation der Überforderung entstehen.

Im Klartext: Mach dem Gegenüber keine Vorschriften, wenn er dir Aufgaben abnimmt.

Ein weiterer Fehler, den du leicht vermeiden kannst, ist die **fehlende Nachkontrolle.** Da du letztlich die Verantwortung für die Erledigung der Aufgabe hast, ist es deine Aufgabe, die Ergebnisse zu kontrollieren. Beim Delegieren handelt schließlich der andere in deinem Namen. Die Nachkontrolle hat noch einen weiteren Vorteil, denn der andere möchte wissen, ob er etwas verbessern könnte. Durch ein sachliches Feedback fühlt er sich von dir als gleichwertig anerkannt. Wenn du kein Feedback gibst, hat der andere das Gefühl, nicht beachtet zu werden. Dadurch sinkt seine Motivation, übertragenen Aufgaben korrekt zu erledigen.

Im Klartext: Zeige dem anderen durch ein sachliches und konstruktives Feedback deine Wertschätzung.

Checkliste für erfolgreiches Delegieren

Diese Checkliste soll dir helfen, in Zukunft leichter zu delegieren. Selbst wenn es dir schwerfällt, anderen Aufgaben zuzuweisen, solltest du sofort mit dem Üben beginnen. Gerade, wenn du zu den Frauen gehörst, die gern alles selbst machen, dauert es eine Weile, bis du dich an das Delegieren gewöhnt hast.

1. Verschaffe dir einen Überblick über alle Aufgaben, die auf deiner To-do-List stehen.
2. Sortiere deine Aufgaben nach Prioritäten und finde die Tätigkeiten, die du delegieren solltest.
3. Suche nach geeigneten Personen. Unter Umständen ist es notwendig, Menschen zu beschäftigen, die dir Arbeit abnehmen können. „Ich habe niemanden, an den ich delegieren kann", bedeutet oft nur, dass der Betreffende nicht loslassen will.
4. Definiere die Aufgaben, die du erledigt haben willst, ganz konkret. Setze in jedem Fall eine Frist, bis zu der du ein konkretes Ergebnis sehen willst.
5. Misch dich nicht in den Arbeitsprozess ein. Lass dem anderen die Freiheit, die er braucht. Schenke ihm dein Vertrauen.
6. Gib dem Gegenüber ein Feedback. Lass nicht das Gefühl entstehen, dass du nur an seiner Leistung und nicht an ihm persönlich interessiert bist.

Haftungsausschluss

Die Umsetzung aller enthaltenen Informationen, Anleitungen und Strategien dieses E-Books erfolgt auf eigenes Risiko. Für etwaige Schäden jeglicher Art kann der Autor aus keinem Rechtsgrund eine Haftung übernehmen. Für Schäden materieller oder ideeller Art, die durch die Nutzung oder Nichtnutzung der Informationen bzw. durch die Nutzung fehlerhafter und/oder unvollständiger Informationen verursacht wurden, sind Haftungsansprüche gegen den Autor grundsätzlich ausgeschlossen. Ausgeschlossen sind daher auch jegliche Rechts- und Schadensersatzansprüche. Dieses Werk wurde mit größter Sorgfalt nach bestem Wissen und Gewissen erarbeitet und niedergeschrieben. Für die Aktualität, Vollständigkeit und Qualität der Informationen übernimmt der Autor jedoch keinerlei Gewähr. Auch können Druckfehler und Falschinformationen nicht vollständig ausgeschlossen werden. Für fehlerhafte Angaben vom Autor kann keine juristische Verantwortung sowie Haftung in irgendeiner Form übernommen werden.

Urheberrecht

Impressum

1. Auflage

Kontakt:

Kollektiv F

wird vertreten durch:

Dagmara Baer

Imkerweg 42c

12527 Berlin

Printed in Poland
by Amazon Fulfillment
Poland Sp. z o.o., Wrocław

65498634R10072